美国医疗机构评审联合委员会国际部（JCI）医院评审–应审指南

Joint Commission International Accreditation Hospital Survey Process Guide

第 4 版

U0257357

Senior Editor: Maria R. Aviles, M. A.

Project Manager: Andrew Bernotas

Manager, Publications: Paul Reis

Associate Director, Production: Johanna Harris

Executive Director: Catherine Chopp Hinckley, Ph. D.

Joint Commission Internationanal Reviewers: Ann Jacobson, Claudia Joraenson, Paul van Ostenberg, Brenda White

改进医疗质量与安全系列丛书

美国医疗机构评审联合委员会国际部（JCI）医院评审-应审指南

Joint Commission International Accreditation Hospital Survey Process Guide

第4版

原　著　Joint Commission International

主　审　姜保国

主　译　张　俊

副主译　李　岩　夏　静

译　者　（按姓氏笔画排序）

王海涛　石小倩　朱毅琼　李　岩
李　清　汪宗芳　张　俊　袁爽秋
夏　静　黄付敏　韩　玲　简　忠

北京大学医学出版社

MEIGUO YILIAO JIGOU PINGSHEN LIANHE WEIYUANHUI GUOJIBU
YIYUAN PINGSHEN — YINGSHEN ZHINAN

图书在版编目（CIP）数据

美国医疗机构评审委员会国际部（JCI）医院评审-应审指南：第4版/（美）
美国医疗机构评审委员会国际部（Joint Commission International）组编；
张俊主译. —北京：北京大学医学出版社，2013.9
　　书名原文：Joint Commission International Accreditation Hospital Survey Process Guide
　　ISBN 978-7-5659-0641-1

　　Ⅰ．美… Ⅱ．①美…②张… Ⅲ．医疗机构-医院-评审-国际-应审-指南
Ⅳ．①R197.32-62

　　中国版本图书馆CIP数据核字（2013）第211163号

北京市版权局著作权合同登记号：图字：01-2013-6190

美国医疗机构评审联合委员会国际部（JCI）医院评审-应审指南（第4版）

主　　译：张　俊
出版发行：北京大学医学出版社（电话：010-82802230）
地　　址：（100191）北京市海淀区学院路38号 北京大学医学部院内
网　　址：http：//www.pumpress.com.cn
E－mail：booksale@bjmu.edu.cn
印　　刷：北京画中画印刷有限公司
经　　销：新华书店
责任编辑：陈　然　　　责任校对：金彤文　　　责任印制：张京生
开　　本：787mm×1092mm　1/16　　印张：8.25　　字数：219千字
版　　次：2013年9月第1版　2013年9月第1次印刷
书　　号：ISBN 978-7-5659-0641-1
定　　价：38.00元
版权所有，违者必究
（凡属质量问题请与本社发行部联系退换）

关注患者安全
提高医疗质量

韩启德 二〇一八年九月

中文版序

美国医疗机构评审联合委员会（Joint Commission on Accreditation of Healthcare Organizations, JCAHO）是美国国内实施医疗机构评审的专业组织，在对美国医院进行认证的过程中，美国医疗机构评审联合委员会（JCAHO）积累了丰富的实践经验，建立了完善的理论体系。JCAHO下设的美国联合委员会国际部（Joint Commission International, JCI）是一个独立的非营利性、非政府机构。JCI由医疗、护理、行政管理和公共政策等方面的国际专家组成。自1997年起，JCI为美国本土以外的其他国家或地区提供其制定的医疗机构评审标准。JCI标准包含11个部分、368条标准、1033个衡量要素，主要针对医疗、护理过程中最重要的环节，如病人获得医疗护理服务的途径和连续性、医院感染的控制与预防、病人及其家属的权利以及健康教育等。

中国作为人口大国，其在卫生领域的任何进步对世界都将产生重要贡献。为进一步推动并完善我国的医疗政策、制度以及医疗质量持续改进，北京大学医学部（PUHSC）与美国联合委员会国际部（JCI）于2007年9月签署了关于共同成立PUHSC-JCI医疗质量研究所的备忘录。研究所将由专家委员会、医疗质量研究部、医疗质量培训部及医疗政策研究部等构成。其目的是共同促进中国医疗行业的质量保证。由PUHSC-JCI医疗质量研究所翻译并出版的由美国联合委员会资源部（JCR）授权的JCI系列丛书，将进一步使我国的医疗机构更好地借鉴JCI先进经验，更好地服务于患者的利益和安全，真正地体现以患者为中心，提高国内医疗机构的医疗服务水平和获得国际同行的认同。

北京大学常务副校长
北京大学医学部常务副主任　　柯杨

目　　录

JCI 联系方式

JCI 中心办公室

1515 West 22nd Street，Suite 1300W

Oak Brook，IL 60523 U. S. A.

Phone：＋1. 630. 268. 4800

Fax：＋1. 630. 268. 2996

E‐mail：jciaccreditation@jcrinc.com

Joint Commission International	Joint Commission International	Joint Commission International
European Office	Middle East Office	Asia Pacific Office
Dr. Carlo Ramponi，Managing Director	Dr. Ashraf Ismail，Managing Director	Dr. Paul Chang，Managing Director
13，Chemin du Levant	P. O. Box 505018	37th Floor
Immeuble JB Say	Dubai Healthcare City	Singapore Land Tower
F‐01210 Ferney‐Voltaire	Dubai，United Arab Emirates	50 Raffles Place
France	Phone：＋971. 4369. 4930	Singapore 048623
Phone：＋33. 4. 50. 42. 60. 82	Fax：＋971. 4362. 4951	Phone：＋65. 6829. 7208
Fax：＋33. 4. 50. 42. 48. 82	E‐mail：aismail@jcrinc.com	Fax：＋65. 6829. 7070
E‐mail：cramponi@jcrinc.com	E‐mail：pchang@jcrinc.com	

如有以下事宜，可以直接联系 JCI：

- 咨询如何完成评审申请、确定评审日期，或者日程安排，或者就特别问题申请帮助，或者咨询评审相关的信息
- 注册或接收教育培训项目相关信息，购买出版物或咨询刊物相关信息

美国医疗机构评审联合委员会国际部（JCI）网址：

http：// www. jointcommissioninternational. org

访问网站可以获得以下信息：

- 评审概况
- 美国医疗机构评审联合委员会国际部的新闻
- 某些医院评审状态
- 评审申请
- 常见问题解答
- JCI 简报
- 评审标准修订

- 评审标准
- 对已认证医疗机构的投诉

美国医疗机构评审联合委员会资源部（JCR）网址：http://www.jcrinc.com

访问网站可获得以下信息：

- 即将举办的教育培训项目
- 出版物目录
- JCI官方出版物和电子书籍的获得
- 相关视频

引　　言

　　本书是为了帮助医疗机构了解美国医疗机构评审联合委员会国际部（JCI）评审标准和评审程序。本书可为医疗机构提供有关 JCI、医院评审标准手册、评审认证资格、如何申请评审认证、评审准备工作、实地评审，以及评审结论的重要信息。

　　医院如果需要任何有关信息，可以通过上面联系方式中提供的电话或者邮件联系 JCI 评审办公室。

美国医疗机构评审联合委员会国际部评审认证的价值

　　评审认证通过实现以下目标使医院获益：

　　• 为医院提供竞争优势

　　评审是医院能为患者提供高质量医疗服务的证明，可以为提供同类服务医院搭建竞争平台。

　　• 加强公众信任度

　　获得评审认证是向患者和公众直接展示出医院致力于提供最高质量服务的可视性标识。

　　• 获得保险公司、相关协会、雇主和其他利益相关者的认可

　　评审认证已经越来越多地变成报销赔偿、会员资格、公众认可、合同协议或捐赠拨款的先决条件。

　　• 为患者提供高质量医疗服务的保证

　　JCI 医院评审标准致力于实现这样一个目标：将安全和医疗质量提高到尽可能高的水平。获得认证是医院采取更多措施以保证高水平安全和质量的强有力证据。

　　• 帮助医院优化和巩固努力提高的成果

　　评审认证最大限度提高的理念帮助医院持续提高医疗质量。

　　• 加强员工教育培养

　　评审过程是教育性的，而不是惩罚性的。经过培训的 JCI 评审员是来帮助医院改善内部流程以及日常操作的。

　　• 改进风险管理

　　通过提高风险管理，评审认证可以改善或降低责任险的费用，还可以帮助医院降低不良事件或不良结果，更重要的是为了患者。

　　• 促进员工招募

　　随着招聘员工越来越困难，获得评审认证作为医院保证医疗质量和患者安全的证明，将有助于员工招聘和人才保留。

• 提升员工团队合作技能

取得并保持认证资格的过程需要团队合作为患者提供高质量的医疗服务。为了支持此高水平的医疗服务，而建立的相关程序和系统，是需要通过强有力的团队合作来实现的。

JCI 是什么机构？

美国医疗机构评审联合委员会国际部（JCI）是联合委员会资源部（JCR）的一个部门，JCR 是美国医疗机构评审联合委员会（JC）的分支机构。75 年多来，美国联合委员会及其前身一直致力于改善医疗服务的质量和安全。今天，联合委员会是美国最大的医疗机构评审组织——它评审认证了约 18 000 家医疗机构，均是自愿进行评审。联合委员会和联合委员会国际部都是美国非政府、非营利性的机构。

美国医疗机构评审联合委员会的使命是，与相关机构共同努力，通过对医疗机构的评估促进医疗机构提供高质量、高标准且安全有效的医疗服务。

美国医疗机构评审联合委员会是 1951 年在美国医院协会、美国医学会、美国内科医师学会、美国外科医师学会以及之后加入的美国牙科协会的共同支持下成立的，作为独立评审机构，为美国国内机构提供评审认证。因此，美国医疗机构联合评审委员会目前评审认证了美国国内近 80% 的医疗机构。因为美国医疗服务性质的不断变化，自 1975 年开始，联合委员会拓展了评审范围，包括了很多对非医院部门的评审。

联合委员会国际部（JCI）将联合委员会的使命推向了全世界。通过国际咨询、评审、出版物和教育培训，JCI 帮助很多国家提高医疗质量。JCI 在 90 多个国家与众多公立、私立医疗机构以及当地政府共同工作过，有着丰富的国际交流经验。

JCI 建立的医院评审系统全方位的促进医院为患者提供高质量医疗服务。现在的医疗环境变化迅速，创办医院的个人或机构在医疗市场上正面临新的竞争压力。为患者提供安全、高质量的医疗服务并持续改进是成功的基础。JCI 医院评审是为了高质量的医疗服务而被广泛认可。

为什么选择 JCI 而不是其他

JCI 是评审领域的领导者，有着 10 多年覆盖医疗机构各方面评审的经验。

JCI 评审提供着最复杂全面的评估，获得 JCI 评审认证就代表着在医疗领域被高度认可。

JCI 以患者为中心的评审流程

2006 年，为了使评审流程更集中在患者对医疗服务的体验感受，JCI 评审流程做了重大的改变。为了帮助明确这次评审流程的变化，特意引进了新的名词追踪方法。以患者为中心的新评审流程还把评审认证重点从评审准备转移到了对评审标准持续的依从性。实地评估仅仅是持续提高医疗质量过程的一小部分。更多关于追踪评审法的信息请看 30～33 页。

JCI 医院评审标准代表着国际共识

2010 年 7 月出版了修订的医院评审标准，自 2011 年 1 月 1 日起执行。第 4 版的 JCI 医院评审标准的制定，经过了以下程序：

JCI 评审标准委员会、评审委员会、董事会

评审标准在出版前经过了多方面的大量审查。成立由医疗质量与患者安全领域的专家组成的国际评审标准委员会。这个委员会为发展新标准和标准的修订，以及改善评审流程提供建议和帮助。标准的修改由评审委员会审核，董事会批准通过。评审标准委员会还负责监督标准的修订以及向相关医疗机构介绍。

地区国际咨询组

作为卫生部门、专业医疗协会及国内评审组织的代表，地区国际咨询组会定期会面，讨论目前面临的问题和 JCI 评审的改进。

标准审核程序

当周期性的评审标准修订或修改时，不管是否经过 JCI 评审，医疗机构都有机会对所做的修改发表自己的意见和看法。标准审核情况会放在 JCI 官网上，发送至 JCI 服务名录，让个人或机构发表评论。想加入 JCI 服务名录，请联系 JCI 评审中心办公室或在 JCI 网站注册（见第 1 页联系方式）。

评审标准解读

JCI 会对有关评审标准的问题以及标准解读进行解答。这是一项免费服务，可以通过电话、邮件或者 JCI 网站进行咨询。评审标准相关问题可以直接进入评审标准解读网站 http://www.jointcommissioninternational.org/interpretation-question/。

哪些医疗机构有资格申请 JCI 医院评审？

符合以下条件的任何医院都可以申请 JCI 医院评审：

该医院是国内正在营业提供医疗服务的医疗机构并有营业执照（如果要求）。

该医院承担或愿意承担改善其医疗和服务质量的责任。

该医院提供的医疗服务包含在 JCI 评审标准内。

如何申请 JCI 医院评审？

希望接受 JCI 评审的医院可以从 JCI 网站上下载评审申请表，网址是：http：//www. jointcommissioninternational. org/Programs－Hospitals/。

评审申请表应该在医院首选现场评审日期至少 6 个月前提交给 JCI。可以将申请表的电子版发送至邮箱 jciaccreditation@jcrinc. com，或者传真至＋1. 630. 268. 2996。

自申请提交之日起，评审申请有效期为 6 个月。这就意味着医院提交申请后，现场评审前还有准备时间。医院最好在确信自己在现场评审时，能够提供依从 JCI 评审标准行事的 4 个月的追踪记录（见 20～22 页 "准备时间表"）。

在申请评审时，医院务必明确一年内希望哪 3 个月的时间进行评审，哪 5 周不希望评审。JCI 会尽最大努力满足医院的时间要求。时间要求提交越早，越有可能得到满足。

评审申请通过以后，JCI 评审服务经理会联系医院。评审经理负责以下事宜：

• 解答医院在评审准备过程中的问题，在整个评审每一步骤中帮助和指导
• 分析评审申请，如果有需要解释说明的问题或条目及时与医院联系
• 更新医院人员信息，包括地址、联系人姓名等
• 协助寻求其他资源或提供 JCI 联系方式以便解答医院问题
• 安排现场评审，指派评审组及评审组长
• 发送现场评审协议给医院签字

JCI 依据医院申请提供的信息安排现场评审。JCI 根据这些信息决定评审需要的天数、评审组人员构成以及需要审查的医疗服务项目。

评审协议将会在现场评审的 4～6 个月前，发送至医院。在医院签订协议并至少支付评审费 50％的预付金后，评审才能最终得到确认。医院也会在评审前收到评审组人员名单。评审组长将会在现场评审 4～8 周前联系医院的评审负责人，确认日程安排，为重点评审活动协调人员安排，并通知医院评审组人员的行程安排及后勤食宿安排。

申请过程中医院信息变更的处理

如果在递交申请后，医院上报的信息又有所改变，医院必须立即通知 JCI。医院必须上报的信息变更如下：
- 医院名称、所有权和（或）领导层的变更
- 医疗服务大幅增加或减少
- 所增加的新的医疗服务项目
- 删除已有医疗服务项目
- 有重大改变的建筑或大型设备
- 应相关执法机构要求，关闭的医院科室或医疗服务

如果评审组到了医院后发现未上报的情况，有可能之后再安排一次评审。JCI 也可能审查 JCI 评审标准范围内医院未上报的医疗服务项目。不管哪种情况，都可能追加评审费用。只有在审查完 JCI 评审标准以内医院所提供的全部医疗服务后，JCI 才会决定最终的评审结果。

评审时间安排、延期及取消

评审时间的初步安排

JCI 会系统有效地安排评审时间，以保证较低的评审费用。因此，鼓励医院尽量接受 JCI 的评审时间安排。基线评审（医院第一次全面评审）会安排在 JCI 收到医院评审申请的 6 个月以内。

JCI 会尽量尊重医院不希望安排评审的时间要求。可能的话，医院可以把时间上的特殊要求写在完整的评审申请上。但是；也可能出现 JCI 无法满足医院时间要求的情况。

评审延期的定义

JCI 允许延迟基线评审或再评审。延期是指医院要求更改已确定的评审日期或者在评审日期未确定前撤销评审时间安排。医院应该向 JCI 评审服务经理提交一份延期申请。如果新确定的评审日期超过申请提交时间 6 个月以上，医院就需要重新提交 1 份新的评审申请。

可接受的延期理由

出现以下一种或多种情况时，医院可以申请延期：
- 自然灾害或其他不可预见的重大事件，严重干扰医院正常运作
- 大规模罢工，导致医院停止接收患者，将患者转去其他机构
- 在预定评审时间段内，患者和/或医院正在搬去其他建筑

如果医院在以上情况下仍然为患者提供医疗服务，JCI 保留对医院进行现场评审的权

利。在推迟预定评审之前，医院最好先联系 JCI 评审服务经理。

虽然 JCI 可以理解，为了适应建筑结构的改变和医疗服务的暂时中断，医院需要调整整体运作。但是这些情况本就是医院管理的一部分，不必要推迟已确定的评审。

评审取消

发生天灾、战争、恐怖主义、政府调整、自然灾害、罢工、内乱及其他类似性质的突发事件，使进行评审不可能、不合法或者不合理的情况下，只要就需要取消的事件尽快书面通知对方，JCI 或者医院都不必承担惩罚或赔偿。另外，关于确定评审时间，JCI 也会接受评估政治和军事环境的相关部门的建议。

如果不是因为以上情况，医院在预定评审日期首日的 60 天内取消评审，JCI 评审服务部门会要求医院支付一半的评审费用，补偿 JCI 评审服务部已发生的费用。

医院评审标准手册

《JCI 医院评审标准（第 4 版）》是开始准备评审的起点。评审手册引言部分包括了 JCI 切实可行的评审政策和程序（见 1～8 页）。考虑进行评审的医院可以再仔细阅读这些政策和程序，以期在评审开始前对预期的评审有更好理解。即使医院不是立即准备评审，标准手册也是帮助医院评估目前运营和组织机构的很好的工具。标准手册涵盖医院围绕医疗服务所提供的功能标准。评审标准以患者为中心，根据医疗职能和流程进行组织编写，包括临床和组织机构两方面，这些对医疗机构来说是共通的。标准手册可用于医院自我评估，是评审的基础。

JCI 出版的《JCI 医院评审：开始准备（第 2 版）》提供详细的信息，帮助医院为即将开始的评审过程安排评审途径、组织架构及评审流程。

标准手册分为两部分：以患者为中心的职能标准和组织机构管理职能标准。

以患者为中心的职能标准

手册第一部分是与患者相关的评审标准，包括以下内容：

国际患者安全目标（IPSG）

国际患者安全目标是为了促进患者安全状况的改善。这些目标着重突出医疗方面存在问题的领域，并针对与患者安全相关的问题，在循证及专家经验论证达成共识的基础上提出解决方案。认识到健全的体制设计对于提供安全、高质量的医疗服务至关重要，这些目标都会尽可能的从整体制度方面提出解决方案。

医疗服务可及性和连续性（ACC）

这部分标准描述的是医疗机构能够满足患者需求，快速有效的为患者提供服务，并适时做好患者出院回家或转院去其他医疗机构的工作。

患者与家属的权利（PFR）

这一章节的标准是阐述如下问题，包括加强对患者的价值观的考虑、明确医院的法律责任及告知患者在医疗过程中的责任。关于患者权利的标准也涉及了患者知情同意、投诉解决途径及患者信息保密方面的问题。

患者评估（AOP）

这一章节讲述在医院内对患者各方面状况的评估。评估包括收集患者身体和心理病史的信息和数据、分析信息和数据，明确患者医疗需求及制订符合患者需求的治疗方案。这一章还包括关于实验室、诊断性影像及放射科医疗服务项目的评审标准。

患者诊疗（COP）

这章讨论患者诊疗过程中的基本医疗工作，包括制订诊疗计划和协调治疗方案、监测评审结果、修改治疗方案及患者随访的过程。这章也阐述了高危医疗服务、营养治疗、疼痛管理及临终关怀。

麻醉和手术治疗（ASC）

这章讲述镇静、麻醉的使用和手术治疗。包括对接受镇静或麻醉后和（或）术后患者的治疗，做好准备、监测及治疗方案。

药品管理和使用（MMU）

这章阐述的是药品的遴选、采购、存放、开具医嘱/处方、转抄、发药、备药、配药、给药、记录及监测药物治疗效果的制度和流程。

患者和家属健康教育（PFE）

这章包括对患者及其家属进行健康教育的有效性和宣教的方法。这章的标准还通过考虑患者的语言和学习偏爱考察患者学习的方便性。

组织机构管理职能标准

第二部分的章节主要审查医院的管理制度给患者带来的益处，重点是对医院管理起核心作用的程序和流程，包括领导者要求、感染预防和控制及医院员工的资质和教育培养。

质量改进与患者安全（QPS）

这些标准主要侧重医院设计流程的成效以及医院用来测量、评估并最终提高绩效的程序流程。例如设计一项新的服务项目、在病历中添加一项新的临床治疗流程、评估治疗结果、与其他医疗机构比较工作绩效及选出需要特别注意的重点领域。

感染预防与控制（PCI）

这章主要讲的是医院制订并实施感染预防与控制流程，发现并降低患者和职工感染和传染的风险。内容包括上报感染情况及目前正在进行的监测活动种类。

理事会（董事会）、领导层与管理层（GLD）

有效的领导力取决于顺利地执行以下程序：

- 规划及设计服务——确定一个明确的使命，包括未来发展前景以及日常工作中体现的价值
- 指导服务——制定并维护医院政策，为医院招聘足够的员工，并确定员工的资质和能力
- 整合协调服务——识别并计划所需要的临床医疗服务，在部门内或部门间整合协调所需的服务
- 提高绩效——领导在引进绩效管理及保持医院绩效继续提高的工作中起决定性作用

设施管理与安全（FMS）

这章的标准是医院为患者、员工及其他人员提供一个安全、有效的医疗环境。包括应急预案、医院治安、环境安全、生命安全、医疗设备、公用设施、有害物品及废弃物管理。

员工资格与教育（SQE）

这章包括：人力资源计划；员工入职培训、专业训练、继续教育；员工工作能力评估；处理员工需求；对有独立行医资格医师、护士及其他执业医师的执业范围进行授权和委任。

沟通与信息管理（MCI）

这章的标准是医院为了提供、协调及整合医疗服务，如何更好地获取、管理和使用信息。好的信息管理规范适用于所有方式，不管是纸质的还是电子版，JCI标准同样适用于这两种方式。

评审评分准则

目的

每一条标准的评估要素（ME）有以下评分结果"完全符合"、"部分符合"、"不合格"、"不适用"。评审组在给每条要素最终评分前需要评审各方面的证据，评分准则的目的就是保持评分的连贯性一致性。

确定要素评分

1. "完全符合"评分准则

A. 如果对评估要素具体要求的答复是"是"或"总是"，那么评分就是"完全符合"。

还包括以下情况：

  i. 仅有一个负面资料不影响整体评分"完全符合。"（**见 12～13 页"评审结果影响与危急度的考量"**）

  ii. 90％及以上的资料或记录（例如 9/10）符合要求

 B. 相关追踪记录"完全符合"要求的情况如下：

  i. 每 3 年 1 次的评审有连续 12 个月的回顾性执行记录

  ii. 初次评审有连续 4 个月的回顾性执行记录

2. "部分符合"评分准则

 A. 如果对评估要素具体要求的答复是"通常"或"有时"，那么评分就是"部分符合"。还包括以下情况：

  i. 50％～89％（例如，10 份中有 5～8 份）的记录或资料符合要求

  ii. 并不是所有适用评估要素要求的领域或科室，都按相应要求执行（例如住院患者有但门诊患者没有，外科手术有但日间手术没有，镇静方面有但口腔没有）

  iii. 当一个评估要素有多个要求时，至少要有 50％符合

  iv. 制定、实施并持续执行了该政策或程序，但没有"完全符合"评分所要求的相关记录的

  v. 制定、实施了该政策或程序，但是没有持续性

 B. 相关追踪记录"部分符合"要求的情况如下：

 评估要素要求评分是"完全符合"，但是：

  i. 每 3 年 1 次的评审只有 5～11 个月的回顾性执行记录

  ii. 初次评审只有 1～3 个月的回顾性执行记录

3. "不合格"评分准则

 A. 如果对评估要素相关要求的答复是"很少"或"从不"，那么评分就是"不合格"。包括以下情况：

  i. 仅 49％及以下（例如：10 份中 4 份及以下）的记录或资料符合要求

  ii. 在上一次全面评审中得分"不符合"的要素，在本次评审中有 67％或以下的资料符合要求

  iii. 当一个评估要素有多个要求时，只有 49％或以下符合

  iv. 制订了政策或程序，但是没有实施

 B. 相关追踪记录"不符合"要求的情况如下：

 评估要素要求评分是"完全符合"，但是：

  i. 每 3 年 1 次的评审只有不足 5 个月的回顾性执行记录

  ii. 初次评审只有不到 1 个月的回顾性执行记录

 C. 如果一个评审标准的一项评估要素得分为"不合格"，那么其他某些或全部评估要素都取决于得分"不合格"的要素，余下的评估要素评分均为"不合格。"以标准 AOP.1.4 为

例，见下表：

AOP. 1. 4 在医疗机构规定的时间范围内完成评估工作。	
1. 在涵盖所有硬件和服务的基础上，医疗机构规定了完成评估最合适的时间框架。	不合格 ↓
2. 在医疗机构规定的时间框架内完成评估。	不合格 ↓
3. 住院患者入院时，审查并核实所有院外评估结果。	不合格

4. "不适用"评分准则

如果根据医疗机构的服务性质及患者数量等（例如，医疗机构不做科研研究），评估要素的相关要求不适用于该医疗机构，那么评分为"不适用"。

其他相关事宜

1. 新标准的回顾时间

新标准在出版时就表明了生效时期。医院自新标准生效日期起就应遵从新标准。新标准的回顾时间只能追溯到标准的生效日期。因此，对于1月1日生效的新标准，4月1日进行的每3年1次的评审回顾时间就是3个月，而不是12个月。同样的，对于4月1日开始的初次评审，回顾时间是3个月而不是4个月。

如果医院未达到新标准的回顾时间，评估要素的评分会同样受影响，与未达到12个月（3年1次的评审）或4个月（初次评审）回顾时间的影响是一样的。例如，在3年1次的评审中，对于新标准来说回顾时间是6个月的话医院就完全符合评估要素，但是医院只能给出4个月，那么评分就是会"部分符合"，因为只达到了要求的67％。如果只有2个月或33％的回顾记录，那么评分将会是"不合格。"

2. 回访专项评审的回顾时间

如果全面评审——初次或3年1次——过后依照评审决议规则要求在90天内有回访专项评审，那么专项评审的回顾时间是从专项评审开始算起，而不是从全面评审开始算起。为在全面评审中符合评估要素但是回顾记录不足的医院又争取了额外3个月的回顾时间，也因此获得了取得评估要素满分的机会。

3. 评审结果影响与危急度的考量

其他因素也会影响评分结果，比如不符合标准或评估要素的影响或危急度。所谓影响是指调查发现带来的后果或产生的效应。危急度是指调查发现的严重程度或等级。要注意到影响与危急度不是基于规则，也不是基于个人，而是通常在整合了所有评审员评审结果，决定评估要素最终分数的时候，整个调查组的做出决定。

影响与危急度以下面两种方式影响评分：

1. 医院实际提供资料的合格率或不合格数量造成的影响是一个重要的考量因素。例如，在一个患者的病历中发现由一个医生开具的 12 份不完整的医嘱，这种情况造成的影响是有限的，实际的评分算是 1 处疏漏。然而，如果在 12 个不同患者的病历中发现由 12 个不同医生开具的 12 份不完整的医嘱，这种情况意味着对患者有更大的潜在危害，评分将会是多处疏漏。因此，抽查的病历和/或医嘱应该尽可能选择能反映最大影响后果的。

2. 评审发现的危急度是十分重要的，它并不仅仅是实际不合格数目。例如，12 个紧急出口中发现 1 个出口不通，如果这个出口位于患者密集的医疗区，那就是很危急的疏漏。但是如果这个出口位于很少使用的贮存区，那就不算是危急的疏漏。

4. 包含多个预期要求的评估要素

备注：以下标准选自第 4 版《JCI 医院评审标准》。

每项评审标准中都包含有多个预期要求的评估要素（例如，在含义陈述中包括（a）～（h）多个要素）。每条标准都有解释说明这些预期要求应该如何评估、如何综合成评估要素的最终得分。

标准 PFR. 6. 1

这条标准分析的是每个患者在医院获得的信息。评估要素 1 要求医院提供"与患者病情及治疗计划相关的信息。"因此，评审员会从多种途径获取相关信息，比如访谈医院职工、患者及家属，审查病历确定是否给患者提供了相关信息。

标准 AOP. 1. 9

这条标准包括"根据患者病情"为病危患者完成要素（a）～（h）的评估。评审员会利用不同的信息来源，比如访谈医院职工、患者及家属，审查病历，来确定医院是否给患者提供了相关信息。

标准 AOP. 5. 9

这条标准是关于质量控制体系。体系中包括要素（a）～（e），除了要素（d）在 AOP. 5. 5 评估要素 4 中评分，其他每个要素在不同的评估要素（评估要素 2～5）中得到评分。

质量控制体系的实施在评估要素 6 中评分。评估要素 6 想要得满分"完全符合"的话，就要执行所有标明的要素。如果只是执行了两、三项，评估要素 6 的评分会是"部分符合"，如果只执行了一项，评分会是"不合格。"

标准 COP. 1

这条标准是贯穿在整个医疗机构内提供同质医疗服务。评审员会利用不同信息来源，比如访谈医院职工、患者及家属，审查病历，患者追踪，查访病房，来确定是否在全院为患者提供同质的医疗服务。

标准 COP. 3. 1～COP. 3. 9

这条标准是说每条标准都要有相应的制度和流程。在一些事例中，医疗机构会制定一项制度/流程包括了所有的标准。如果每条标准都有相应的制度/流程，会给每项制度/流程分别评分，而且这些制度/流程必须包括（a）～（f）所有要素。如果一项制度/流程包括了全部 9 条标准（不推荐），那么每条标准的每个要素都要单独陈述。

标准 COP. 7

这条标准包括为临终患者提供要素（a）～（e）的服务。评审员会利用不同信息来源，例如访谈医院职工、患者及家属，审查病历，来确定医疗机构是否将为临终患者提供这些服务作为常规程序。像对患者的敏感度和尊重的证据更多的是来自与员工、患者及家属的谈话，而不是通过审查病历。

标准 ASC. 3

这条标准的要素（a）～（f）主要是镇静剂的规章制度和程序。这条标准的评分是基于制度和程序中有50％以上（a）～（f）要素。

要素（g）～（k）是体现要素（g）～（k）的允许实施镇静操作的员工的能力记录。

评审员会从被授权有资质实行镇静的员工里抽取档案，确定员工是否有以上5个要素的技能，将所有具备的要素加起来，再除以总共应该有的要素数。例如，如果抽查了10份有资质的员工档案，那么总共应该有50个要素。审查完档案记录后，只在10份档案中找到22个要素，也就是22/50＝0.44（或44％）。评估要素4的评分会是"不合格。"

标准 ASC. 6

这条标准是每个麻醉后患者能安全的离开麻醉恢复室。标准含义中有（a）～（c）三个要素阐述了三种麻醉后患者安全离开的方案。因此，评估要素3的评分是基于麻醉后患者病历中是否记录了患者是通过三种方案中的哪一种方式离开麻醉恢复室的。

标准 ASC. 7. 2

这条标准是手术小结中须包括要素（a）～（f）。评审员会抽查临床病历，确认手术小结中有6个要素的哪些要素，将这些要素加起来，再除以总共应该具备的要素数。例如，如果抽查了10份手术小结，那么总共应该有60个要素。审查完手术小结后，在10份小结中找到了42个要素，也就是42/60＝0.70（或70％）。评估要素1的评分是"部分符合。"

标准 MMU. 3

标准含义中的要素（a）～（f）都在不同的评估要素中；所以，每个要素会分别评分。

标准 MMU. 4. 1

评估要素1是规章制度。规章制度中须包括要素（a）～（i）。评估要素1的评分会基于规章制度中以上要素的比例。

评估要素2是书面用药医嘱。评审员会审查各种用药医嘱单（最好是多个不同医生的）并按照规章制度中一份完整的用药医嘱规定确认每张医嘱中的要素。

标准 MMU. 5. 1

这条标准是处方或医嘱须包括要素（a）～（g）。评审员会利用不同信息来源，比如与医院职工（如医生、药剂师、护士）审核相关程序来确定医疗机构是否把以上要素作为用药医嘱审核的常规程序。评分会基于医院员工对整个程序描述的一致性。

标准 PFE. 2. 1

这条标准是在临床记录中影响患者及家属学习可变因素的评估工具（或其他类似工具），须包括要素（a）～（e）。

评审员会查看10份临床记录，总共应包含50个要素。例如，审查10份评估记录后，评审员总共找到38个要素，也就是38/50＝0.76（或76％）。评估要素1的评分则为"部分符合。"

标准 QPS. 2

评估要素 2 讲的是设计新流程或修订现有流程时须包含的要素。评审员会利用不同信息来源，例如访谈多位医院领导，来确认是如何设计新流程或修订现有流程的。评分会基于访谈中对设计或修订流程叙述的一致性。

标准 QPS. 2. 1

这条标准是医院执行的临床指南。选择并执行临床指南的程序须包括要素（a）～（h）；评审员会利用多种信息来源来了解这些程序。调查包括询问最近的临床指南是如何选择的、执行这些指南有哪些程序，也可能观察临床病房特定人群中临床指南的应用情况。

标准 QPS. 5

这条标准的评估要素 2 是内部数据有效性的流程。此评估要素的评分会基于应用要素（a）～（f）标明的标准以保证数据真实有效并在需要时采取纠错措施的流程。

这条标准的评估要素 3 是 QPS. 3. 1 中的临床监测指标。此评估要素的评分基于医疗机构在负责人确定的 11 个临床指标中应用数据有效性程序，不管是最新指标，还是即将公布或是改变的（如数据结果不明原因的变异、数据来源的改变、数据主体的改变等）。

标准 QPS. 6

这条标准是警讯事件的规章制度和描述说明。评分基于规章制度中包括 50％以上要素（a）～（d）的内容。

标准 QPS. 11

这条标准是风险管理体制。评分基于体制中要包括要素（a）～（f）标明的部分。

标准 PCI. 6

这条标准的评估要素 1 是感染预防与控制制度。应包括要素含义中的要素（a）～（f）。评估要素 2 是对要素（a）～（f）所得数据的评估。

标准 PCI. 7. 1. 1

这条标准是关于一次性设备再使用的规章制度。评分基于规章制度中包含 50％以上要素（a）～（e）内容并且已经执行这些制度。（见评估要素 3。）

标准 GLD. 5. 5

这条标准是医疗机构负责人选择科室或部门级别的监测指标的程序。程序中使用适合于科室或部门的体现要素（a）～（d）的标准。评审员会利用多种信息来源来了解相关流程，如访谈相关领导，审核安全制度或政策等。

标准 FMS. 2

这条标准是包括要素（a）～（f）的一项计划或多项计划。

标准 FMS. 3 及 FMS. 3. 1

这条标准评估负责监管的人员是否执行了要素（a）～（g）的内容。评审员会利用多种信息来源来确定是否包括了所有要素，例如，询问计划是如何执行的，访谈员工明确他们是如何培训的，审查上交理事会的年度报告等等。

标准 FMS. 6 及 FMS. 6. 1

这条标准是应急预案需包括要素（a）～（g）提及的相关流程。评分基于应急预案中包含以上要素的数目。

标准 SQE.1.1

这条标准是要素（a）～（d）中提及的所有人员都要有岗位职责描述。评分基于医疗机构现有的不同工作性质的岗位是否有岗位职责描述。

标准 SQE.10

这条标准是临床医师再授权的判定决议。评估要素2说的是决议要以要素含义中的要素（a）～（f）为指导。因此，评审员会询问医院领导确定他们利用哪些信息来帮助他们对临床医师的再授权做出决议。

标准 MCI.18

这条标准是针对医疗机构如何对相关政策的制定和维护的要求。评分基于政策制度中包括50%以上要素（a）～（h）提及的内容。

评审决议规则（2011年1月1日起生效）

I. 评审决议

简介

医院评审委员会在作出评审决议时会综合考虑初次或3年1次全面评审以及回访专项评审的所有信息。评审结果是医疗机构符合评审标准，或者不符合标准未通过评审认证。两种结果的标准是：

A. 评审通过

医疗机构满足以下所有条件时，则评审通过：

- 医疗机构基本达到每一条标准。基本达到是指：

  —每条标准的得分至少为5分。

- 医疗机构基本达到每一章的标准。国际患者安全目标算是单独的一章。基本达到是指：

  —每一章标准的总得分至少为8分。

- 医疗机构总体上基本达到评审标准。基本达到是指：

  —所有标准的总得分至少为9分。

- 之前24个月内评审的"不合格"或"部分符合"评估要素总数不超过平均数（三个及以上标准误差）。

B. 评审未通过

如果医疗机构在初次或3年1次评审的回访专项评审之后出现以下一项或多项结果，或评审期间医疗机构存在评审未通过的一项或多项风险*，那么评审结果会是未通过：

- 一项或多项标准得分少于5分。

- 一个或多个章节总得分少于8分。

- 所有标准的总得分少于9分。

- 评分为"不合格"或"部分符合"评估要素总数超过之前24个月内评审的医疗机构的平均数（3个及以上标准误差）。

- 在初次或3年1次评审后要求进行回访专项评审，但专项评审结果仍为基本达到相应标准。

- 使医疗机构有评审否决风险的一项或多项政策相关的情况 *，在专项评审评估时仍未解决。
- 医疗机构主动退出评审过程。
- 医疗机构不允许 JCI 进行任何评审工作。

II. 全面评审的随访工作

简介

初次评审或 3 年复审时会进行全面评审。评审结束时，会根据评审要求评估评审结果。如果评审结果符合所有评审认证要求，医疗机构会获得评审通过的资格；之后，还会要求医疗机构制定战略性改进计划（SIP），明确改进策略和/或方法，促使评审中不符合的标准和/或国际患者安全目标达到基本标准要求。但是，如果全面评审结果有一项或多项不符合评审要求，医疗机构会有一段时间改进来达到基本要求。基本符合标准的改进的成果可以在一位或几位评审员再来访谈时展示给他们。因为评审重点只限于不符合的标准和/或国际患者安全目标，所以这种访谈称为回访专项评审。

A. 程序

评审办公室出具的正式评审报告会在评审结束后的 10～15 天发送至医疗机构。如果医疗机构符合评审认证要求，那么医疗机构需要为所有评审结果报告中提到的不符合要求的标准、评估要素和/或国际患者安全目标提交战略性改进计划。改进计划中要解释说明医疗机构确定改进策略和/或方法的流程，包括将报告中不符合要求的地方变成基本达到标准的具体行动计划。改进计划还应明确预防问题复发以及持续改进的方法。医疗机构应该在收到最终报告后 45 天内向评审办公室上交战略改进计划，进行审查和验收。

B. 当评审组得出的结果有一项或多项不符合评审要求时，评审办公室会发送给医疗机构一份评审初步报告。初步报告会在评审结束后 10～15 天发送至医疗机构；报告内容包括评审时所有不符合要求的标准、评估要素和/或国际患者安全目标。评审员会在回访专项评审中审查所有不符合要求（"部分符合"和/或"不合格"）的部分是否已符合要求。

C. 回访专项评审

在医疗机构收到评审结果初步报告后 90 天内必须进行回访专项评审。在现场评审期间，评审员会通过各种评审活动和方法来确定医疗机构对评审标准及国际患者安全目标的依从性，比如直接观察、访谈员工或患者、审查文件、审核医疗记录和/或人事档案，或者评审设施设备。

当专项评审结果符合所有评审条件时，医疗机构会获得评审通过资格。之后会要求医疗机构制定战略性改进计划。

当专项评审结果一项或多项不符合评审条件时，评审委员会将做出医疗机构未通过评审的决议。

---

* 使医疗机构存在评审未通过风险的情况如下：
- 医疗机构内存在对患者/大众健康或者员工安全有直接威胁的情况。
- 在医疗机构内，没有执照、注册或证书的个人正在提供或已经提供医疗服务，但按照法律法规，提供这些医疗服务需要有执照、注册或证书的，或者给患者造成严重不良后果的风险。
- 按照信息准确性和真实性政策的要求，JCI 发现医疗机构为了取得或者保住评审认证上交伪造文件或者篡改的信息。
- 之前 24 个月评审不符合的标准（"不合格"或"部分符合"）数目超过平均值（3 个及以上标准误差）。
- 在寻求评审过程，医疗机构没有许可、证书或执照却提供医疗服务，但按照法律法规需要提供这些证件的。
- 医疗机构没有执行"调查间期的需求报告"的评审政策。
- 在医疗机构评审后 120 天内未能提交可接受的战略性改进计划（SIP）。

评审准备工作

　　JCI 接受医院评审申请后，双方都要为现场评审做好准备工作。为了帮助医院准备评审，JCI 会为医院提供研讨会、常规培训、书籍（如第 2 版《JCI 评审：准备开始》）、在线教育与培训（如网上讨论或直播视频）、最新电子自评工具以及这本《JCI 评审医院应审指南》。这些资源为医院提供了 JCI 评审标准的详细信息，向医疗机构传授相关医疗理念。可以登录 JCI 网站 http://www.jointcommissioninternational.org/Products－and－Services/ 查看最新教育培训信息。

　　JCI 会根据医院的要求和特点组织评审组。JCI 会尽力安排一位或几位能够流利使用医院所在地语言的评审员。如果 JCI 没办法安排熟悉当地语言的评审员，那么医院就要负责安排评审全程的翻译工作。口译员必须熟练掌握英语与当地语言，熟悉笔译与口译工作，遵守医学口译行为准则，以及医院的保密政策和规章制度。

　　根据医院的规模和复杂程度，现场评审一般是由 3 个或多个评审员共同进行。评审按照医院实际诊疗进行，包括访谈医院主要人员、观察医院的行政与临床活动、评估医院设施与医疗设备，以及审查文档记录。**本书 25～29 页**是评审日程的一个样本。实际的评审日程，评审组会根据医院的要求和服务进行适当调整。

　　评审组长会在评审前 4～8 周联系医院，讨论并协商出对双方来说都可行的日程安排。评审组长会标明需要审查的服务/领域，并建议每项评审活动应该有哪些人员参与。

建议准备清单
如果评审时能够事先为评审员准备好以下文件，那么评审流程将会进行得比较顺利： • 高层组织机构图 • 目前医院内正在接受治疗的患者名单，包括患者的诊断、年龄、科室/部门、主管医师以及入院日期 • 要求的质量、监测指标及数据 • 临床路径和临床实践指南 • 前瞻性风险评估，如失效模式与后果分析（FMEA）、危害脆弱性分析（HVA）、感染控制风险评估（ICRA） • 要求的医疗机构的各项计划（如设施管理与安全计划） • 要求的相关政策制度与程序，书面文件或者规章制度 • 评审当天安排的手术或其他介入性治疗的清单，包括在手术室进行的手术、日间手术、心脏介入治疗、内镜/肠镜治疗及体外受精 • 医院地图 • 病历中所有表格的样本 评审需要的政策制度、规范流程及计划方案的列表见后。

准备时间表

申请初次评审的医院

	JCI 的工作	医院的工作
医院首选评审月份前 6 个月		为了更好地了解有关 JCI 评审政策和程序的预期要求，医院应再审阅评审标准手册的第一部分。 向 JCI 评审中心办公室提交评审申请（电子版或传真）。
收到医院评审申请时	JCI 评审服务部门经理审核申请表。医院通过电子邮件会收到附赠的电子版的《医院应审指南》。	

申请三年复查的医院

	JCI 的 工作	医院的工作
3 年复查到期前 6～9 个月	电子邮件发送评审申请，为下次现场评审做准备。	
至少在评审到期前 4～6 个月完成评审申请		了解医院服务、部门、位置及患者人数的员工，需要完成并提交评审申请（电子版或传真）。至少在首选评审日期前 4～6 个月，JCI 应该收到评审申请。

申请评审的所有医院

	JCI 的工作	医院的工作
评审前 4～5 个月	给医院发送一份合同协议。 收到签署的合同后，JCI 财务部发送至少评审费 50％ 的定金发票至医院。医院愿意的话也可以选择 100％ 支付全部评审费用。	至少在评审日期前 90 天，通过电子邮件或传真将签署的合同发送至 JCI。通知相关财务人员注意查收定金发票，至少在评审日期前 60 天付款，付款同时填写电汇表（在申请表中）。

	JCI 的工作	医院的工作
评审前 8 个星期	将确定的评审日期及评审员名单发送至医院。	
评审前 4~8 个星期	评审组长联系医院联络人，确定最终评审日程，并询问评审前信息。	医院相关人员需要讨论 JCI 建议的评审日程，并且在考虑了患者需要及员工时间后确定日程安排是否可行。 在评审期间评审员询问相关人员问题时，医院须遵守相关准则（参见评审合同以及评审标准手册中的制度规定）。
评审	评审员达到现场评审。评审结束时，医院会收到一份总结报告，详细记述了需要注意的部分，符合或不符合标准的地方。在 JCI 评审中心办公室审核前，这份报告并不算是最终稿。	正如评审日程中标注的，评审过程中相关人员应该能够到场。得到许可的人员在评审员要求回答问题或参与讨论前，不得擅自回答问题或参与讨论。
评审后 15 天内	JCI 审核、通过并发送正式评审结果报告。在评审结果确定前，可能还需要回访专项评审。如果评审通过，判定函、报告及评审证书在医院付清全部评审费用后会全部发送至医院。最具权威的指导和宣传也会公布在 JCI 网站上通过评审的医院一栏 http：//www. jointcommissionint ernational. org/ accredited. 医疗机构首席执行官（CEO）会收到 JCI 评审满意度调查表，帮助 JCI 进一步改进评审工作。	医院收到 JCI 评审中心办公室发送的正式评审结果报告后，就需要按照要求开始以下流程之一： • 如果评审通过，需要制定战略性改进计划 • 如果不满足评审条件，则需要为回访专项评审做准备 医疗机构的 CEO 应该鼓励领导层成员填写 JCI 评审满意度调查表。

申请评审的所有医院

	JCI 的工作	医院的工作
评审证书邮寄后 3 天内	将评审医疗机构的名字、地址及评审日期添加公布到 JCI 网站 http：//www. jointcommissionint ernational. org.	医院可以向 JCI 评审服务部申请在 JCI 网站通过评审的医院一栏设置链接。

续表

	JCI 的工作	医院的工作
接下来的时间	每一家通过评审的医院都可以通过 JCI 网站进入认证医院资源中心，这里有 JCI 简报（JCInsight），还有许多其他资源、书籍及相关服务，可以帮助医院持续保持评审标准。	医院员工应该认真阅读 JCI 简报中提到的所有信息，以便了解评审标准及评审流程的最新变化和发展。通过评审的医院需要遵循新的标准和评审流程。 作为评审流程的一部分，医院需定期提交遵循评审标准的相关证据资料。包括国际患者安全目标监测数据、遵循战略性改进计划的数据以及医院按照标准自评。
JCI 新版医院评审标准出版后 6 个月	JCI 基本上每 3 年出版 1 次新版 JCI 医院评审标准。新版标准手册在出版 6 个月后生效，对于所有通过评审的医院以及评审有效。	医院员工应该认真阅读新版评审手册，包括新添加的及修订的所有评审标准、评分准备、政策制度及程序流程。如果 JCI 需要查访医院，会使用最新生效的标准。
医疗机构发生重大变化 30 天内		医院必须通知（通过信件、传真或电子邮件）JCI，医院发生的所有重大变化（详见标准手册中"JCI 政策制度与流程"一章）。
下次 3 年评审到期前 6～9 个月	发送评审申请至医院，为下次现场评审做准备。	

评审流程时间表

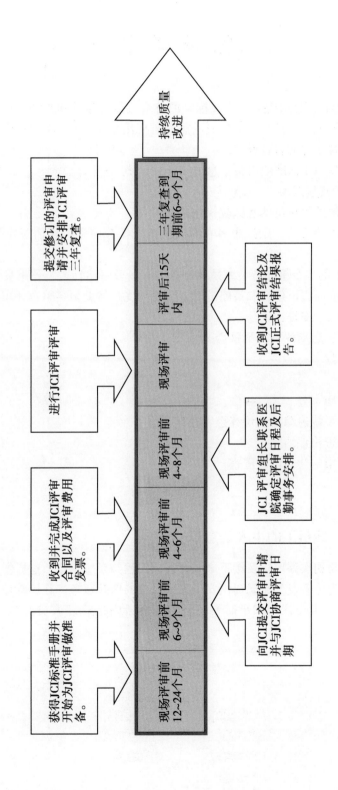

获得JCI标准手册并开始为JCI评审做准备。

收到并完成JCI评审合同以及评审费用发票。

进行JCI评审评审

收到并完成JCI评审合同以及评审费用发票。

提交修订的评审申请并安排JCI评审三年复查。

| 现场评审前 12~24个月 | 现场评审前 6~9个月 | 现场评审前 4~6个月 | 现场评审前 4~8个月 | 现场评审 | 评审后15天内 | 三年复查到期前6~9个月 |

向JCI提交评审申请并与JCI协商评审日期

JCI评审组长联系医院确定评审日程及勤事务安排。

收到JCI评审结论及JCI正式评审结果报告。

持续质量改进

现 场 评 审

JCI 评审的目的是评估医院对于 JCI 标准的符合程度。接受初次评审的医院需要出示 4 个月符合评审标准的记录。接受 3 年复查的医院需要出示 12 个月符合评审标准的记录。通过以下方式了解医院并评估符合性：
- 收集关于实施 JCI 标准的口头信息或实施的例子
- JCI 评审员的现场观察
- 审查文件，帮助评审员熟悉医院操作

现场评审应用追踪方法，跟踪患者在院内的整个医疗流程，评估医疗制度体系及具体因素。

JCI 评审流程中的一个重要特色就是评审员的现场教育培训。当评审员为了帮助、完善医院更好地达到标准而提出建议和策略的时候，这种支持帮助贯穿整个评审过程。

现场评审包括以下安排：
1. 召开医疗机构启动评审的开幕会
2. 评审计划会议
3. 资料审查
4. 出院患者病历审查
5. 追随患者及系统追踪活动访查患者医疗与服务
6. 能力考核与资格评估
7. 医疗环境评审与建筑设施巡查
8. 领导访谈
9. 领导总结会

评审过程中一线员工的主人公意识

让医院员工参与初次评审以及接下来的评估、流程与系统审查，这样做会加强员工的主人公意识，更好地为患者及其家属提供安全、高质量的医疗服务。在追踪活动中，评审员会重点与临床及后勤员工交谈，如果需要的话，也会请中层管理人员及领导人员进行解释说明。

评审日程样本

联合委员会国际部
医院名称
评审日期
（5 天，3 位评审员）

第1天			
时间	评审员 1	评审员 2	评审员 3
7：30～8：15	评审组与医院协调员及翻译员会面 （讨论后勤食宿问题及要求）		
8：15～9：00	开幕会与日程讨论		
9：00～10：00	医院概况与服务项目回顾		
10：00～12：00	文件审查 （每位评审员有各自独立的办公室及办公区域）		
12：00～13：00	评审员工作餐 评审组情况汇总与评审工作计划		
13：00～16：00	追踪活动	追踪活动	FMS 文件审查
16：00～16：30	与医院评审协调员会面 （明确第 2 天的要求）		

FMS：设施管理与安全

评审日程样本（续）

第 2 天			
时间	评审员 1	评审员 2	评审员 3
8：00～9：00	每日简报		
9：00～11：00	追踪活动	待定的评审活动*	FMS 追踪
11：00～12：00	追踪活动	追踪活动	
12：00～13：00	评审员工作餐 （评审组情况汇总与评审工作计划）		
13：00～16：00	药品管理系统追踪（包括审查用药差错数据）	13：00～15：00 感染控制系统追踪	设施巡查
		15：00～16：00 追踪/待定评审活动*	
16：00～16：30	与医院评审协调员会面 （明确第二天的评审要求）		

* 关于"待定评审活动"的详细信息见本书。

评审日程样本（续）

第3天			
时间	评审员 1	评审员 2	评审员 3
8：00～9：00	每日简报		
9：00～12：00	审查必需的监察指标 （两组评审员共同完成审查工作） 质量提高与患者安全系统追踪 FMEA 与临床路径/指南讨论 （两组评审员共同完成此项工作）		追踪/待定评审活动*
12：00～13：00	评审员工作餐 （评审组情况汇总与评审工作计划）		
13：00～14：30	医务人员的 SQE	追踪/待定评审活动*	追踪活动
14：30～16：00	追踪活动	护士 SQE	待定评审活动*
16：00～16：30	与医院评审协调员会面 （明确第 2 天的评审要求）		

FMEA：失效模式及后果分析

SQE：员工职业资格与继续教育

* 关于"待定评审活动"的详细信息见本书

评审日程样本（续）

第4天			
时间	评审员 1	评审员 2	评审员 3
8：00～9：00	每日简报		
9：00～11：00	终末病历审查 （两组评审员共同完成，准备一间办公室，每名评审员有各自的办公区域）		其他医务人员 SQE
11：00～12：00	追踪/待定评审活动*	追踪/待定评审活动*	追踪活动
12：00～13：00	评审员工作餐 （评审组情况汇总与评审工作计划）		
13：00～14：00	领导访谈		
14：00～16：00	追踪活动	教育培训：评分准则、判定规则及战略提高计划	追踪/待定评审活动*
16：00～16：30	与医院评审协调员会面 （明确第2天的评审要求）		

SQE：员工职业资格与继续教育

* 关于"待定评审活动"的详细信息见本书。

评审日程样本（续）

第5天			
时间	评审员 1	评审员 2	评审员 3
8：00～9：00	每日简报		
9：00～10：30	待定的评审活动*	待定的评审活动*	待定的评审活动*
10：30～11：30	评审工作整合		
11：30～15：00	评审员工作餐 总结报告准备工作 （需要每人都有网络连接，及共用的打印机）		
15：00～16：00	领导人员总结报告		

* 关于"待定评审活动"的详细信息见本书。

追踪评审法

追踪评审法是 JCI 现场评审的基础，包括以下内容：
- 综合使用评审申请以及之前评审与监测报告的信息数据
- 跟随一些患者在医院整个医疗流程中的医疗体验
- 让评审员能够发现在患者医疗过程的一个或多个环节中，或环节衔接处存在的问题

单个患者追踪活动

单个患者追踪活动是现场评审时使用的一种评估方法，旨在追踪患者在医院内的医疗体验。追踪评审法是利用真实患者的体验来分析医院提供医疗服务的系统，并作为评估医院对国际标准依从性的框架。在单个患者追踪过程中，评审员会进行以下工作：
- 追踪医院为患者提供的医护、治疗及服务流程，可能的话会利用当前的病历记录
- 评估各学科、各科室、各医疗模式、各服务或各监护室之间的相互关系，以及在提供医疗服务中的重要职能
- 评估相关流程的效能，特别是不同却相关流程间的整合与协调
- 找出相关流程中的潜在问题

利用申请表中的信息，评审员会从现有患者名单中选择患者来"追踪"他们在医院内的经历体验。选出的患者一般是那些接受过多种或复杂医疗服务的患者，他们与医院各种科室部门有更多的接触。这将为评估医疗连续性提供机会（见第 4 版《JCI 医院评审标准》的词汇表）。评审员会尽力避免选择相同时间或地点的追踪目标。

单个患者追踪目标的选择标准

患者追踪的选择基于以下标准，但不限于以下标准：
- 医院前 5 位诊断疾病的患者
- 与系统追踪有关的患者，如感染预防与控制系统追踪及药品管理追踪
- 跨不同医疗模式的患者，例如：
—门诊安排随访的患者或者从医院转为家庭医疗的患者
—从医护中心转到医院或者从医院转到医护中心的患者，如长期临终关怀患者

评审员会追随患者医疗经历，查看医院中不同人员和科室提供的服务，以及之间的交接。

这种评审旨在发现系统性问题，考察医院各个部门及部门间如何配合以提供安全、高质量的医疗服务。

患者现在在哪，评审员就从哪开始追踪。之后评审员会去患者最初进入医院系统的地方，为患者提供医院重点医疗服务的区域，或者患者接受护理、治疗及服务的场所。评审顺序可以变更。

追踪评审法追随的患者数量取决于医院的规模和复杂程度，以及现场评审的时限。在不影响医院提供医疗服务的情况下，追踪评审包括以下内容：

- 与负责患者护理、治疗或服务的人员一起审查患者病历。如果负责人员不在，评审员会与其他人员交谈。这部分追踪评审限制上级监察人员的参与。随着追踪的进行，其他涉及患者医疗的人员也会与评审员会面。例如，如果追踪的患者有营养方面的问题，评审员也会与营养师交谈。
  - 直接观察患者医疗
  - 观察用药流程
  - 观察感染预防与控制问题
  - 评审诊疗计划程序
  - 讨论医院数据利用。包括使用的提高质量指标、已知信息、使用数据的改进以及数据分享（见第 4 版《JCI 医院评审标准》词汇表）。
  - 评审环境对安全的影响及员工在降低环境危险方面的作用
  - 评审医疗设备的维护（见第 4 版《JCI 医院评审标准》词汇表）以及负责维护人员的资质
  - 访谈患者及/或家属（如果适宜并获得患者和/或家属的允许）。重点讨论医疗流程，如果适宜，会核实追踪过程中发现的问题。
  - 在急诊室，评审员会了解急诊室管理并探讨患者流动问题。在与追踪患者相关的辅助医疗或其他医疗领域也会涉及患者流动问题。例如，如果患者在院内输过血，评审员就回查访血库。

评审员会另外抽取并审查两三份运行病历或终末病历核实追踪评审中发现的问题。评审员会请相关科室、部门的人员协助审查这些病历。根据情况，可以应用以下标准选择病历：

- 类似或相同的诊断或评审化验
- 即将出院的患者
- 相同诊断但不同医师/执业人员
- 相同诊断但不同地点
- 同性别或同年龄
- 住院天数
- 访谈员工
- 需要时审查会议纪要和程序

与其他评审活动的联系

单个患者追踪过程中发现的问题可能会引起系统追踪或其他评审活动中的进一步探索，例如，设施巡查，理事会及领导人员会谈。

追踪查访中发现的问题为其他追踪评审提供了工作重点，并影响其他追踪的选择。这些评审发现也会明确与医疗服务安全和质量相关的信息协调与沟通方面的问题。

以个案为基础的系统追踪活动

以个案为基础的系统追踪考察医院某个具体系统或流程。可能的情况下，该项评审重点是具体患者的医疗经历体验或是与患者相关的活动。这与单个患者追踪不同的是，在单个患者追踪中评审员跟随患者的整个医疗流程，评估医疗的各个方面而不是整个系统。在以个案为基础的系统追踪过程中，评审员会进行以下工作：

- 评估相关流程的绩效表现，尤其是不同但相关流程的整合与协调
- 评估学科及科室间的沟通情况
- 找出相关流程的潜在问题

以个案为基础的系统追踪包括查访科室/病房评估系统流程的实施情况并审查对患者医疗服务或治疗产生的影响。追踪还包括评审员与相关工作人员的相互交流，会利用从科室/病房查访及单个患者追踪中获得的信息。交流重点如下：

- 贯穿全院的流程，包括危险的识别与管理、重点活动的整合，以及整个流程中涉及人员/科室间的沟通
- 流程的优点、缺点需要改进的方面以及可能采取的措施
- 在其他评审活动中需要进一步探讨的问题
- 国际评审标准及国际患者安全目标依从性的基线评估
- 适当时由评审员进行培训

药品管理系统追踪

以个案为基础的药品管理系统追踪查看医院药品管理流程，主要侧重于过程及潜在危险点（如交接环节）。该项追踪活动帮助评审员评估药品管理的连续性，从药品的采购到监测药品对患者影响。（详见 56～58 页）

感染控制系统追踪

以个案为基础的感染预防与控制系统追踪评审医院的感染预防与控制流程。该项评审的目标是评估医院对感染预防与控制（PCI）及设施管理与安全（FMS）相关标准的依从性，找出需要进一步探讨的感染预防与控制方面的问题，以及为解决已发现风险和提高患者安全所采取的必要的措施。（详见 59～61 页）

改进质量和患者安全系统追踪

该项系统追踪重点是医院收集、分析、解读并使用相关数据来改善患者安全和医疗的流程。评审员也会评估医院质量与安全行动计划、流程及活动实施的有效性。（详见 62～65 页）

设施管理和安全系统追踪

该项系统追踪的重点是医院评估设施管理与安全（FMS）系统及风险管理情况的流程。评审员会评估医院 FMS 流程，审查对已发现问题采取的措施，明确医院对相关标准的依从

程度。（详见 68～71 页）

员工在追踪评审中的作用

评审员会要求医院员工提供目前在院的患者名单，包括患者姓名、在医院的位置和诊断等。评审员会请医院员工协助选择合适的追踪患者。评审员在医院评审时会与很多涉及追踪患者护理、治疗和服务的不同岗位的员工进行交谈。包括护士、医生、治疗师、病案管理员、助手、药房和实验室人员，以及后勤人员等。如果这些人员不在，评审员会要求与做同样工作的其他员工交谈。虽然最好是与为追踪患者提供服务的人员交流，但并非强制要求，因为评审员询问的问题是任何为患者提供服务的人员都应该能够回答的。

评 审 结 论

最终的评审结论是基于医院对 JCI 评审标准的符合程度得出的。医院在最终评审结论中不会收到具体数字得分情况。如果医院成功达到 JCI 评审要求，则会收到评审通过的判定书。这一结论表明医院在现场评审时符合遵守所有 JCI 适用标准。JCI 评审中心办公室会要求医院提交战略性改进计划，改进计划必须是 JCI 评审中心办公室认可接受的，否则将会取消医院评审通过的资格。

评审宣传与推广

医院在收到正式评审结论通知后，就可以通告患者、公众、地方媒体、第三方医疗保险机构及居住地转诊来源。JCI 为评审通过医院提供以下免费宣传：

- 庆祝评审通过的建议
- 宣传 JCI 评审的指导方针
- 常见问题解答
- 情况说明书

有关医院评审通过的信息会发布在 JCI 网站 http：//www.jointcommissioninternational.org。任何人都可以在网站上查找通过 JCI 评审的医院信息。

连续评审周期

现场评审结束时评审过程并未结束。在现场评审间隔期间的 3 年，JCI 会要求医院提交遵守 JCI 标准采取纠正措施的证据，如医院自评报告、定期提交遵守标准的数据、根源分析及投诉回应。因此，在现场评审间隔期间以及新版标准出版后，一直保持遵守 JCI 标准对医院来说是非常重要的。

一直保持遵守 JCI 标准意味着医院可以不必花过多的精力为每 3 年 1 次的现场评审"临时抱佛脚"，而是把重心放在持续提高医院制度体系和运行上，因此也不用做大量的评审准备工作。一直保持遵守 JCI 标准直接促进了医院保持安全、高质量的医疗水平以及绩效的提高。

评审议程：
详细说明

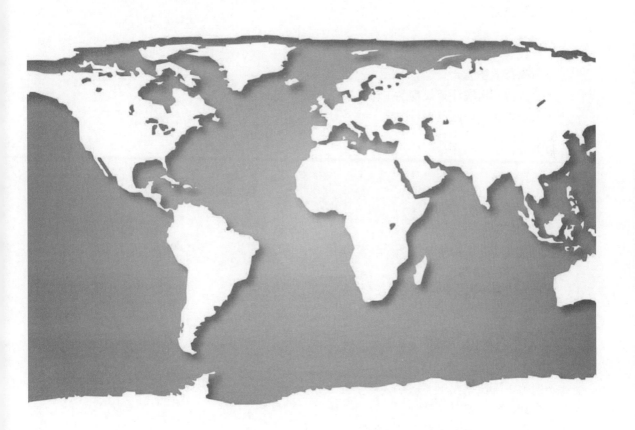

开 幕 会

会议目标

在开幕会议上，评审员向医院说明评审的形式和内容。

地点

由医院决定。

医院参与者

- 最高行政主管
- 负责协调医院评审议程的工作人员，如评审协调员
- 其他人员，由医院自行决定

评审员

全体评审员。

所涉及的标准/问题

评审的介绍和协调。

所需文件/材料

最终评审议程。

具体的相关内容如下

- 介绍评审员
- 介绍医院领导
- 审查、修改评审议程
- 评审员回答关于评审议程的问题
- 评审员解释追踪调查法在评审过程中如何使用
- 评审员建议医院领导将评审过程中所允许的唯一报告安排在议程中，即"医院服务和医疗质量改进目标计划"的议题。评审员将按照计划的评审议程，进行追踪活动。员工应准备回答问题。评审员也将通过其他各种方法获得相关信息
- 评审员解释"深度探讨法"的概念，"深度探讨法"作为一个访谈技术/方法，旨在收集某一事件过程或结果的特定信息。参与"深度探讨法"问询的员工不应将这种方法视为无礼或者违规的行为。它是调查者评估支持系统建立过程的指标

- 评审员向参与的员工解释病历评审过程
- 评审员向参与的工作人员解释有关员工资格与培养的访谈事宜
- 评审员说明每日简会的目的和医院领导的参与情况
- 在整个评审进程中，将鼓励员工向评审员提出疑问和寻求解释
- 医院工作人员需通知评审员何处供应午餐或可以在哪购买
- 医院工作人员需说明特定国家的信息，以确保评审组在评审过程中注意到医院的特殊习俗和信仰，特别是某些习俗是否影响评审过程。例如，医院如何处理员工祷告时间内需进行的评审活动？此外，医院的工作人员应说明员工更喜欢怎样被称呼，以及是否需要翻译
- 医院工作人员需准备特定办公室，使评审员能够进行集中讨论，并且存放评审过程中的文件资料
- 医院工作人员向负责提供全天支持的员工介绍评审员，该员工可帮助评审员迅速到达医院中的不同地点，并保证时间表按计划进行。该员工通常是院领导或者评审协调员

如何准备

- 准备一间足够大的会议室，可容纳评审员与重要的院领导和评审协调员会面
- 通知医院的接待人员，以便在评审员到达时，能够直接引导到指定会议室
- 为出席开幕式的全体人员提供评审议程的副本
- 评审前，为每位评审员指定全天陪同的院领导或者评审协调员
- 为评审员提供或购买午餐
- 向医院员工告知评审议程
- 评审员将佩戴带有 JCI 评审员标识的铭牌。如果医院需要额外的信息或标识，应提前准备并在开幕式上提供给评审员

注：开幕式前，评审组长将与医院最高行政主管、评审协调员以及翻译进行一个简短的会议，讨论评审过程中的后勤保障和支持工作，以及如何使用翻译。如果有其他人员参会，医院必须向评审组长提供名单，包括他们的姓名、职务和隶属机构。

医院服务和医疗质量改进计划的情况介绍

目标

使评审员了解医院目前提供的服务、程序和战略性举措，以及质量改进进程。这些将为评审员提供医院及其医疗质量、患者安全管理的基线信息，从而为后续的评审活动提供帮助。

地点

由医院决定。

医院方面的参与者

- 最高行政主管
- 负责协调医院评审议程的人，如评审协调员
- 医务处领导
- 护理部领导
- 负责质量改进和患者安全管理的员工
- 其他人员，由医院决定

评审员

全体评审员。

要解决的标准/问题

- 医院服务的概述
- 质量改进以及患者安全项目实施的概述

所需的文件/材料

- 组织结构图
- 质量改进的实例

具体的相关内容如下

- 院方会做出医院组织结构、医疗服务和规划实施的概述
- 医院将简要陈述其质量改进和病人安全项目的组成与措施
- 报告应展示质量和安全信息如何在医院/委员会结构中得到传达
- 报告应说明以下内容：

　　—如何选择质量和安全措施

　　—如何区分数据收集措施的优先顺序

　　—如何收集、汇总和分析数据

　　—数据分析的结果是如何传达和用于改进计划的

- 医院可以报告一个质量改进的实例来说明医院质量持续改进的方法和状况

- 如有必要，评审员会提问以澄清信息，或要求提供更多资料以备后用

评审员计划会议

目标

本次会议期间，评审员回顾医院的数据和信息，计划评审议程。同时选择第一批要追踪的患者/住院医师/客户。

地点

医院应提供会议的房间，通常被指定为"评审指挥部"。房间中应有以下设施：

- 会议桌
- 电源插座
- 电话
- 高速互联网连接/每个评审员均可连接
- 打印机

医院参与者

- 医院评审协调员（根据团队需要）
- 翻译（根据团队需要）

评审员

全体评审员。

具体的相关内容如下

这个时间是为评审员审查和讨论评审议程的相关数据和计划而预留的。评审员将审查以下材料（若条件适用），整个评审期间，应保证这些材料随时被查。

- 绩效提高的相关数据，包括评审前 12 个月内的委员会会议纪要
- 感染预防和控制的监测数据，其中包括评审前 12 个月的委员会会议纪要
- 设备管理和安全计划的年度报告。评审员将审查这些文件，以备设备巡查使用
- 评审前 12 个月设备管理和安全性的多学科团队的会议纪要。评审员将审查这些文件，以备设备巡查使用
- 关于医院部门、病区、学科、项目、业务的列表（若适用）
- 组织结构图和地图
- 目前住院患者的信息列表，包括他们的姓名、诊断、年龄、入院日期、主治医生，以及病区和治疗内容
- 当日手术和其他侵入性操作的计划单，包括在手术室手术、门诊手术、心导管、内窥

镜/结肠镜手术，以及辅助生殖

- 评审期间访问的计划清单，包括医疗服务类型、学科、入院日期和地点。这份清单应包括分部（如适用的话）
- 关键联络人（如主管或排班负责人）的姓名，他们可以协助评审员选择追踪对象
- 评审员需要联系的关键员工的电话号码清单

个体追踪对象的选择

- 评审员回顾评审申请和目前正在医院接受治疗的患者名单，从中选择个体追踪的患者
- 评审员指定某一临床组别，以及目前正在接受治疗的患者的一般资料
- 评审员向医院说明准备追踪的患者的类型，同时请工作人员协助确定追踪对象
- 如果评审超过一天，评审员要在早晨的协调会上告知医院其当天想追踪的患者类型，以方便活动计划的安排。这并不意味着，评审员将从医院提供的名单中指定某一个患者。例如，评审员可能选择追踪以下类型的患者：

  —正在接受物理治疗的骨科手术患者

  —正在接受手术伤口护理的家庭护理患者

  —去过内科和接受检验科检验的能走动的患者

  — 活动受限、抽烟、吸氧或有认知功能障碍的患者

  —接受血气检查的重症监护患者

  —发育障碍的患者

  —接受镇静剂和（或）麻醉的患者
- 评审员将追踪所有的重症监护病房和医院接受镇静/麻醉领域治疗的患者
- 在小组评审中，应协调追踪对象的选择，尽量避免对各部门的重复探访
- 在有多个院区的医院，追踪对象应包括需在各院区间转移接受治疗的患者

文件审查

目标

文件审查的目的是对标准进行审查，这些标准需要遵守一些书面要求，如应急预案或病人权利的文件。此外，这项审查旨在向评审小组介绍医院结构和管理的情况。

地点

会议室或办公室，其在整个评审期间被用作评审组的会议室和工作区。

医院参与者

参与评审的医院工作人员应熟悉并能解释被审查的文件，且能够回答评审员可能提出的问题。评审小组可指定参加文件评审会议的工作人员数量。会议可以采用对工作人员就文件内容进行访谈的方式。当存在语言障碍时，评审活动必须使用专业解说员时，使用翻译人员是十分有效的方式。

评审员

所有评审员。

要解决的标准/问题

几乎所有作为计划、措施和流程参考的标准都应写入。

下一节和"评审计划：参考文献目录"部分将帮助工作人员理解那些特定的文件，它们是评审调查的一部分。

所需的文件/材料

医院应准备好评审组在评审过程中会审查或参考的文件，并在"评审计划：参考列表"（**93～119 页**）中列出清单。文献列表应包括以下内容：

- 前 4 个月（首次评审）和（或）3 年 1 次的 12 个月评审的质量监控数据
- 医院的组织结构图
- 必要的政策和规程，书面文件或规章制度
- 过去一年主要委员会的会议纪要，如工作改进、感染预防和控制、病人安全、领导/管理层会议及药物治疗系统
- 准确的目前在医院接受治疗的患者名单
- 当日手术和其他侵入性操作的计划单，包括在手术室手术、门诊手术、心导管、内窥镜/结肠镜手术以及辅助生殖

- 一个警讯事件或接近失误事件根源分析的行动计划样本
- 一个 FMEA 行动计划样本
- 源自 JCI 措施图书馆的一个典型例子，并且验证是在此基础上执行的
- 目前的医院院区地图
- 所有医疗记录表格的样本
- 1 个列表，包含 5 个临床实践指南、临床路径和（或）医院选择的用以指导临床诊疗的临床方案

此外，医院应完成并为评审组提供与卫生保健相关的国家或地方法律法规的工作表。
（114～118 页）

有效的英文文件

提供显示遵守下列标准文件的证据，必须用英文提供给评审员；

所需的医院计划
- 全院范围质量改进和病人安全方案的计划（QPS.1）
- 组织结构图，描述与医院定位相一致的所提供的治疗和服务（GLD.3.2）

所需的医院程序
- 实验室检测用的所有设备要定期评审、维护和校准，并保留相关记录（AOP.5.4）
- 质量控制规程要到位、遵守并记录（AOP.5.9）
- 辐射安全规划实施到位，解决科室内部或外部遇到的潜在安全风险和危害（AOP.6.2，ME1）
- 用来进行放射学和影像诊断研究的所有设备要定期评审、维护和校准，并保留相关记录（AOP.6.5）
- 质量控制规程要到位、遵守并记录（AOP.6.8）

所需的制度和规程，书面文件或规章制度
- 在所有情况和场地下，要求操作一致的制度和规程（IPSG.1，ME5）
- 确保口头和电话沟通准确、操作一致的制度和规程（IPSG.2，ME 4）
- 有关高危药物（毒麻药）的识别、放置、标签和存储的制度和（或）规程（IPSG3，ME1）
- 确保除手术室以外进行的内科和口腔科治疗的正确地点、正确程序和正确病人的统一流程的制度和规程（IPSG4，ME4）
- 使卫生保健相关感染持续减少的制度和（或）规程（IPSG.5，ME3）
- 持续减少病人因管理不力造成伤害风险的制度和（或）规程（IPSG.6，ME4）

- 对于重症和专科病房，建立收治和（或）转诊标准，包括研究和其他计划以满足病人特定的需要（ACC.1.4，ME1）
- 该机构有明确界定的知情同意过程，在制度和规程中有描述（PFR.6，ME1）
- 该机构将需要列出单独同意的操作和治疗（PFR.6.4.1，ME1）
- 机构的政策和规程，确定了住院病人获得的评估信息（AOP.1，ME1）
- 机构的政策和规程，确定了门诊病人获得的评估信息（AOP.1，ME2）
- 机构的政策，确定了评估要记录的信息（AOP.1，ME3）
- 制度中应确定在住院部进行评估的最基本内容（AOP.1.1，ME3）
- 制度中应确定在门诊部进行评估的最基本内容（AOP.1.1，ME4）
- 处理和处置传染性及危害性材料的书面制度和规程（AOP.5.1，ME3）
- 合适的政策和规程指导，整个组织使用统一的复苏服务（COP.3.2，ME1）
- 合适的政策和规程指导血液和血液制品的处理、使用和管理（COP.3.3，ME1）
- 有效的政策和规程，涵盖至少要素（a）～（f），指导中度和深度镇静病人的护理（ASC.3，ME1）
- 与机构政策一致的关于镇静前的评估，以评估病人镇静的适当性和风险（ASC.3，ME3）
- 发展和制定有关镇静恢复和出院记录的既定标准（ASC.3，ME6）
- 一项计划或政策或其他文件，确定整个机构如何组织和管理药物的使用（MMU.1，ME1）
- 政策和规程指导安全开具处方、分类和发放药物（MMU.4，ME1）
- 政策和规程处理难以辨认的处方（MMU.4，ME2）
- 通过多方协作，定义用药错误和接近失误（MMU.7.1，ME1）
- 该机构领导参与质量改进和病人安全方案计划的实施（QPS.1，ME1）
- 医院领导已确定了对"警讯事件"的定义，至少包括在意向声明中的条款（a）～（d）（QPS.6，ME1）
- 机构建立了对最近一次失误的定义（QPS.8，ME 1）
- 通过适当的政策和规程的指导，来"降低卫生保健相关性感染发生的风险"（PCI.5，ME5）
- 重复使用一次性设备和材料的规定包括意向声明中的条款（a）～（e）（PCI.7.1.1，ME2）
- 启动预防和控制感染规划，其中包括所有工作人员和其他专业人士，以及患者和家属（PCI.11，ME1）
- 书面描述该机构的治理结构，并对治理和管理的内容用名称或姓名进行明确标识（GLD.1，ME1）
- 该机构已对合同协议提供的服务的性质和范围做了书面说明（GLD.3.3，ME2）
- 有涵盖包括意向声明条款（a）～（f）风险领域的书面计划（FMS.2，ME1）
- 文件描述了审查每个医务人员凭证文件的过程，审查有统一的时间间隔，至少每3年1次（SQE.9.1，ME1）

- 机构有标准化流程，在机构文件中有给予每个医务人员授权的记录，以及初次任命和续聘的服务记录（SQE.10，ME1）
- 正在进行的专业实践考核和每个医务人员的年度审查，应按照机构明确规定的统一过程完成（SQE.11，ME2）
- 书面政策或计划，明确定义发展和维护机构政策和规程的要求，包括至少想做和正在做的一些事情，涵盖要素（a）～（h）（MCI.18，ME1）
- 有书面文件，概述起源于机构外的政策和规程在机构内将如何进行控制和实施（MCI.18，ME2）
- 有书面政策或文件，明确在法律法规规定的时效内需保留的过时的政策和规程，同时确保他们不会被误用并实施（MCI.18，ME3）
- 有书面政策或计划，概述了如何识别和追踪实际运行中的所有政策和规程，以及如何实现它（MCI.18，ME4）

具体的相关内容如下

- 评审小组在整个评审期间能够在会议室看到所需文件
- 会议开始时，一名工作人员人应简要地给评审组介绍文件的安排
- 该环节的其余部分，应安排一名工作人员（亲自出席或通过电话）解答评审员可能提出的任何疑问
- 评审员在整个评审期间都可以得到材料，作参考之用。但是，如果是医院工作人员需使用文件，文件可以拿走。评审员在审查过程中可安排第2次文件审查会议。这一般是为调查超过3天的医院而安排的，但根据需要，也可能被安排在时间较短的评审计划中。评审小组在评审中也可能需要更多文件，以明确或了解医院的政策和规程或实施。医院的工作人员应尽可能积极地提供文件
- 有些文件可能需要翻译成英文，而其他文件，可能需要一个口译员来帮助大家理解材料

如何准备

评审所需的文件，往往是医院大量文件中的一部分。医院不需要移动或影印这些文件的所需部分。相反，医院可以使用书签或贴标签识别这些内容。在下一节将提供交叉引用此信息的指导方案。

其他文件，如会议纪要和报告，可能是独立或单独的文件。医院应决定是否提供原始文件或复印件。这些文件中的几个范例，是有益的，例如委员会最近几次的会议纪要。

如果医院对既定主题有大量的范例或材料，应该选择最具代表性或最相关的例子。评审员不会有时间在任何既定的主题上审查大量的材料。

组织材料

根据医院的不同，文件审查清单所需要的文件会不同，因此下面指导准则将指导如何组织准备评审员所需文件。

将独立的文件按照以下 3 个清单进行分组：

1. 需要的质量监控文件
2. 需要的医院规划
3. 需要的政策和规程、书面文件或规章制度

注：如果可能的话，请注明文件分类的标准。文件可能通过夹子或文件夹进行分组，或使用其他方法按照主题进行区分。

将文件集中在一个地方。含有标准所需的信息的文件位置可以被识别出。医院可以使用以下方法来识别：

- 指南
- 索引
- 书签
- 标签

注：当使用电脑而不是纸质提供信息时，应符合下列条件：

- 应为每个调查小组成员提供一台电脑
- 当评审员希望打印一个文件时，应有打印机
- 员工可能需要协助评审员，找出计算机中文件的存放位置

对于需要评审员深入阅览或浏览的规章制度和较长文档，应提供打印版。

评审小组政策和规程的评价

评审小组审查的文件，提供了他们在调查过程实际操作中所期望看到的概况。例如，开发对传染性废物处置的新程序时，他们希望找到以下：

- 相关的工作人员就新规程的内容已经过培训
- 已对任何特殊的操作进行了培训
- 废物实际上是根据新的规程来处理
- 规程所需的任何文件均可供审查

政策或规程本身通常不会决定评审的评分。相反，得分是由日常对政策或规程的实际执行而确定的。评审小组将寻找这样的证据，即与政策或规程相关的操作，在整个医院中很好地、恰如其分地执行了，并且是可持续的。如果评审组认为相关操作是不完整的，或某种程度上不是可持续的，评审小组将建议，允许花更多的时间更好地收集可持续执行的证据，并且纳入在后续调查中。

一般情况下，政策执行的时间长度被称为"追踪记录"。在每次初次调查和每 3 年 1 次 12 个月追踪记录调查中，评审小组将评审 4 个月追踪记录。为了让相关标准政策取得"完全符合"的评分，必须满足追踪记录的要求。当追踪记录时间长度没有得到满足，但评审小组认为政策正以一种可持续的方式在执行，评审小组有权将评分评为"完全符合"。

新标准的追踪记录将起于"生效日期"，截止于调查日期。例如，如果一个新的标准/基本要素是 1 月 1 日起生效，而调查是同年 6 月 1 日进行，那么对新标准/基本要素所要求的追踪记录时间是 5 个月，才是"完全符合"。

每 日 简 报

目标

为了便于理解评审过程，有助于评审决定。

地点

由院方决定。

院方参与者

- 医院评审协调员（如评审小组需要）
- 最高行政领导
- 指定的领导负责人（由医院决定）

评审员

所有评审员。

具体的相关内容如下

每日简报会在除第 1 天的每天早晨召开。会议要求简短，依评审员数目建议 30～60 分钟。

当现场有多个评审员时，简报是联合进行，评审组长担任主持人。

在医院的每日简报会上，评审员将进行以下活动：

- 对前一天完成的评审进程做简要的总结
- 对前一天活动产生的重大问题，做一般评论
- 说明任何特殊意义的发现
- 强调可能导致错误裁决的形式或趋势。评审员不汇报细小的、一次性或单独的细节问题，且不影响得分
- 告诉医院，只有当所有评审活动完成和结果汇总后，是否符合标准的最终结论才能得出
- 允许医院提供在之前调查日可能遗漏的信息
- 安排医院就调查结果进行讨论，并明确何时可进行这样的讨论
- 安排时间做更广泛的讨论或就符合标准额外证据进行回顾
- 浏览评审当天的议程（包括确认个别追踪病人），并根据医院需要进行必要的调整，或在"未定调查活动"时段，对问题进行更透彻评估
- 总结简报，并根据议程进行随后的活动

不要指望评审员执行以下操作：

- 重复在以前的每日简报中提出的意见，除非是在确定一个系统问题
- 详细讨论每一个评审活动、具体记录，以及追踪过程中与个人的访谈内容
- 延迟当天安排的活动，对前一天的问题进行深入讨论

特殊情况

可能存在有这样的情况：评审员被安排进行评审活动的地点并不在每日简报的地点，特别是当一个多人的评审团队评审时更易发生。也可能出现部分评审员早于其他评审员来或早离开一两天的情况。如果某个评审员不能到场出席每日简报会，评审员将进行如下活动：

- 尽量安排通过电话会议参加
- 为每日简报会，提前（包括电话会议）与其他评审员分享前一天活动的细节和结果

巡 查 设 施

目标

巡查设施的目的是为解决以下相关问题：

- 基础设施
- 医疗及其他设备
- 病人、访客和工作人员的安全和保密性
- 感染的预防和控制
- 应急准备
- 危险物品和废物
- 员工教育

位置

选择患者的护理场所、住院部、门诊、治疗区和其他区域。包括但不限于，入院管理处、厨房、药房、中央库房、洗衣房、太平间和配电室（如具备）。评审员还会评审紧急情况下进出走廊和安全出口等设施是否通畅。评审要覆盖高风险区域的安全和保障。

医院参与者

- 首席工程师
- 安全人员和（或）设备负责人
- 入院管理处、药房和食堂（当评审员进入该区评审时）的主管
- 院内感染控制的专业人员

评审员

行政管理的评审员［或由具备医生和（或）护士资质的其他评审员担任］。

要解决的标准/问题

- 设施管理和安全（FMS）
- 感染的预防和控制（PCI）
- 人员的资质和教育（SQE）
- 患者的评估（AOP）
- 通信与信息管理（MCI）

需要的文件/材料

- 文件，如计划、政策、规程、测试和维护的报告［FMS. 2 要素的（a）～（f）］，涵盖以下内容：
  - （一）安全和防护（FMS. 4）
  - （二）危险物品（FMS. 5）
  - （三）防灾（FMS. 6）
  - （四）消防安全（FMS. 7）
  - （五）医疗设备（FMS. 8）
  - （六）公用系统（FMS. 9）
- 设施改善计划（FMS. 4.2～FMS. 4）

具体相关内容

巡查设施之前，评审员将审查《设施改善计划》和 FMS. 2 中所要求的安全计划。然后，他们将评审不同区域的设施，以明确这些计划的执行情况。评审员也将抽检医院所准备好的设施评审报告。

评审员将巡查病人护理区和非病人护理区的设施。在所有区域，评审员将观察设施并约谈员工，以了解医院利用这些设施来完成以下任务的情况：

- 减少和控制危害和风险
- 防止发生意外和受伤
- 维护安全的条件
- 维护安保的条件
- 实施紧急应对计划

注：在一些评审过程中，两个评审员可能同时访问设施的不同部分。医院应准备好工作人员提供引导和协助每个评审员参观设备。

评审员访问的非病人护理区域包括以下内容：

- 锅炉房
- 应急发电机
- 装载/接收码头
- 中央储存区或仓库
- 中央无菌物品供应部门
- 实验室
- 洗衣房，如果有的话
- 餐饮服务/厨房
- 氧气储存室
- 危险材料储藏室
- 有风险的区域，如更衣室、干净和脏的衣服换洗室以及储氧室
- 洗衣房和垃圾槽的底部

- 太平间
- 暖气和空调设备室的存储和系统维护
- 屋顶

如何进行准备

- 调查之前，医院领导和设施负责人应仔细阅读相关标准
- 设施负责人应在调查前根据标准全面评审设施，并尝试解决任何缺陷
- FMS.4.1 要求医疗机构进行自检。自检信息应提供给评审员，自检报告包括患者使用或接受治疗的所有建筑物空间
- 医疗机构应了解有关法律、法规和设施自检情况，并应能够与评审员分享信息（FMS.1）（见法律和规例工作表的有关章节）
- 医疗机构的代表应准备好向评审员介绍设施管理计划的实施情况。例如，他们应该说明有害物质是如何储存和处置的
- 调查之前，该医疗机构应确保所有医疗设备已经得到评审、测试和维护，而且这些活动已记录在案（FMS.8 和 FMS.8.1）
- 医疗机构的代表应准备好解释或示范如何做到每天 24 小时提供饮用水和电力（FMS.9）
- 医疗机构应有下列工具供评审员使用：
  —手电筒
  —密码或钥匙
  —梯子（看天花板用）

设施评审报告大纲示例

一、报告中包括的建筑
　　A. 每栋建筑物里对患者进行的医护行为
　　B. 任何地方法规、法律或基于用途对建筑物的分类
　　C. 每栋建筑物的大致年龄

二、逐栋建筑物评审结果
　　A. 与地方法规、法律、规章制度相关的建筑方面的一般情况
　　B. 违反法律、法规、守则和认证标准的特殊发现。如包括"1号楼，二楼西，消防通道门关闭不正确"，"1号楼210室，床旁的椅子损坏"，"3号楼，二层实验室，有害物质存储在安全出口附近的地面上"。

三、对结果的改正计划
　　A. 时间表
　　B. 估计的预算

四、通过目前进行的评审过程，提出监测并持续监测、改进设施以确保设施安全的计划书。

注：设施评审报告可以采取任何格式，只要是医院有效管理的工具即可。评审可以由知识渊博的医院工作人员或院外顾问进行。该报告应尽可能完整，以证明医院了解其建筑物的所有情况，并有计划改善楼宇安全。

个体患者追踪

目的

通过追踪某患者在医院的诊疗经历，依据国际标准来评价医院医疗服务体系。

进行追踪的方法之一是追踪患者从住院之前到出院之后，在医疗机构整个医疗流程的体验，包括护理、治疗和所有的服务。在进行个体追踪时，评审员将会：

- 使用当前可用的记录，追踪由医院或医院部门向患者提供的护理、治疗或服务的过程
- 评估各学科、各科室、各项目、各服务或各单元之间的相互关系，以及它们在所提供的治疗和服务中的重要职能
- 评价各相关环节的表现，尤其关注不同而又相互关联的各环节间的结合与协调
- 找出各相关环节中的潜在问题

院方参与者

评审员在医院追踪时会与护士、医生、治疗师、病案管理员、助手、药房和实验人员，以及后勤人员等进行广泛的员工对话，了解所涉及的护理、治疗和服务的情况。

评审员

护士、医生、行政管理评审员。

要解决的标准/问题

评审所有章节的标准都会涉及。

所需要的文件/材料

患者目前在病房或科室接受治疗的临床记录。

具体相关内容

利用申请书中的信息，评审员会从目前接受医疗服务的患者名单中选择合适的患者去"追踪"他们对整个医疗机构的体验。被选中的典型患者通常接受过多个科室（或部门）的或复杂的医疗服务，他们对医疗机构的不同区域或部门有更多接触，这提供了评估医疗服务连续性的机会。评审员会尽可能地避免选择出现在相同时间和相同部门的重叠目标去追踪。

评审员将通过追踪患者体验，来查看医疗机构中不同人员和部门所提供的服务，以及他们之间的"交接"。这类评估旨在发现系统性问题，既考察医疗机构的各组成部分，又考察各组成部分如何配合来共同提供安全、高质量的医疗服务。

追踪调查法选择的调查患者数量取决于医疗机构的规模和复杂程度、评审员人数以及评

审时间。追踪工作从目前患者所处在的部门或病房开始，这些部门或病房保存着目前患者的临床记录。以此为起点，评审员开始追踪患者从入院到出院的整个护理、治疗或医疗服务的过程。评审员需要进行大约两个小时的追踪调查，时间的长短取决于复杂性和其他情况。在一个个体追踪调查活动中，可同时调查多个患者的病历记录。

为了更好的恰当的评估医疗机构所提供的医疗服务，被追踪者将包括以下要素：

- 与责任护理、治疗或服务的工作人员一起审核追踪患者的记录。如果责任人不在，评审员可以与其他工作人员交谈，并且限制上级参与这部分追踪调查工作。随着追踪调查工作的进展，其他员工可能也会涉及，比如当发现患者涉及营养问题时，评审员可能会与营养师交谈
- 直接观察患者治疗
- 观察用药过程
- 观察感染预防和控制问题
- 观察治疗计划的制订过程
- 讨论各单元内的数据利用，通过数据及数据分享学到了什么，并做了哪些改进以及质量改进方法
- 观察环境对安全的影响
- 员工在降低环境风险方面的作用
- 审查急救设备、供应及操作程序
- 与患者和（或）家属面谈（如需要并获得患者或家属的允许），谈话内容主要关注治疗流程，并且如果需要，要及时核查追踪调查过程中发现的问题
- 考察急诊室时，评审员也会了解急诊管理并探讨患者治疗流程问题。在辅助科室和其他与被追踪患者相关的医疗单元也会涉及患者治疗流程，如患者接受过输血，评审员会考察血库
- 评审员可能会抽取 2～3 份额外的记录进行审核以核实评审中发现的问题。评审员会询问有关病房、项目或部门中的员工，以协助审核更多的记录。额外记录选择标准：
  - 类似或相同的诊断或化验
  - 即将出院的患者
  - 诊断相同但主管医生不同
  - 化验相同但检验地点不同
  - 年龄或性别相同
  - 住院天数相近
- 与员工面谈
- 必要时审核会议纪要和规程

到达某个需评审部门时，评审员有时可能需要等待医院工作人员完成手中的工作，这种情况下，评审员还应高效地利用此时间（例如参观病房、程序和服务；考察护理环境；观察护理/治疗/服务流程）。

评审员们应避免同时调查同一区域，并且尽量减少到同一个地方多次调查。

追踪患者选择标准

追踪目标患者的选择基于（不限于）以下标准：
- 透析患者
- 精神疾病患者
- 儿科和（或）新生儿患者
- 产科患者
- 接受影像服务的患者
- 接受康复服务的患者
- 与系统追踪如感染预防控制、用药管理等相关的患者
- 从其他医院或在其他医疗机构长期治疗的转院患者，门诊治疗的精神疾病患者，接受家庭治疗的患者
- 当天或第二天即将出院的患者
- 跨治疗项目的患者，包括
  - 需门诊或家庭护理随访的患者
  - 病人从连续性照护转入医院或从医院转入连续性照护，比如需要长期护理和临终关怀的患者

其他评审相关的活动

对个体患者追踪所发现的问题可能会导致在系统追踪或其他评审活动中做进一步调查，比如对多个设施的现场考察以及对管理层和领导层的访谈。评审员将使用"待定评审活动"时段来进行更多的评审，以明确问题、收集额外信息、评估与个体患者追踪非直接相关的标准依从性。

追踪考察的发现为其他追踪调查提供了工作重点，并且可能会影响对其他追踪调查的选择。它们还可能发现与医疗服务的安全和质量相关的有关协调和信息沟通方面的问题。

系统追踪：药事管理

目的

这个部分主要是评估医院的药事管理以及系统潜在风险点。

注：当一个独立的"药事管理系统追踪"没有被安排进日程（例如，仅为短期调查），评审员可通过个体患者追踪以及质量改进和患者安全系统追踪来评估医院的药事管理情况。

院方参与者

- 被医院安排参与的人员应能对医院整体用药管理有全面熟悉了解，无论从指定药物的采购到对用药过程监测
- 药剂部门和其他临床辅助科室作为用药管理流程中的一部分参与系统追踪
  如果可能，以下直接与用药有关的人员应参与，包括：
- 护士、医生、治疗师或者营养师等临床工作人员，他们在护理、治疗及医疗服务的用药管理过程中扮演着重要角色
- 具备正确使用药物和监测知识的药房医师或药剂师
- 负责职工和患者用药教育的工作人员
- 可以特殊用药权限的临床工作人员
- 能说明改进或正在改进用药管理并且受益的人员
- 注：如果其他成员能说明用药管理改进的过程，那么不要求每个部门都需派人参加。比如治疗师
- 有实验室背景的临床工作人员
- 涉及动力维护的安全保障人员

注：为了方便评审员和医院的交流，医院应该组织一个小组，主动参与讨论和访谈。其余工作人员可作为观察员出席。

在整个追踪调查中，评审员将调查药事管理过程中的各个相关区域，就在药事管理中所扮演的角色访谈工作人员和审查文件，并在可能的情况下访谈患者。

评审员

所有能参加的评审员。

具体相关内容

药事管理系统追踪由三部分组成。

第一部分

这部分包括追踪实际用药（从药品的订单到患者用药的管理和监测）的整个过程。这与

患者追踪相似，只不过追踪对象是药事管理而非患者。在药事管理方面的追踪主要是集中在高风险/高警讯药物的用药追踪。

第二部分

接下来是召开一个与药物系统相关的领导小组会议。讨论包括以下事项：

- 规章制度审查，选择第一部分追踪过程中一组规章制度进行审查、验证。如果有问题需要澄清或者在追踪过程中发现有不相符的事项，就需要进行规章制度审查。可能包括如儿科用药流程、召回药物的销毁、完善的订单政策
- 每年药事管理系统评估的审查，以及根据评估所采取的改进系统的行动
- 新服务和用药系统变化相关的数据审查

会议日程具有灵活性和不重复性。

多种方法用来评价一个医院的药事管理系统，包括小组会议讨论，药事管理的追踪，用药差错数据的审查、临界差错的用药、其他药物监测和个体患者追踪。用药过程的评估包括选择、采购、储存、订购、抄录、管理和监控。并由评审员来决定，本部分是从系统追踪还是小组讨论开始。

第三部分

最后一部分包括用药差错、临界差错以及药物不良反应等相关数据的审核。这些数据的审查要在第三部分时进行，而不是在质量提高和患者安全系统追踪时进行，并作为小组讨论的一部分，并不作为单独的一项活动。

集中追踪

集中追踪可在小组讨论之前或者之后开始。评审员选择追踪的重点：高危、高警示药物的用药路径、目前使用用药记录的药品和（或）医院高危药物管理单中选择的药物。评审员将追踪一个患者整个的用药流程，从药物的处方到监测药物对患者的影响。评审员侧重于药事管理过程中的事先调研活动，包括药事管理小组的讨论，或在以前患者追踪中提出的建议。

小组讨论

小组将讨论医院的药事管理流程及流程中的切换点。在小组讨论中，评审员和医院的工作人员将做以下几点：

- 探讨每一个使用的药事管理流程，参会人员根据切身感受分享医院药事管理的改进措施
- 对每一个药事管理过程须讨论以下问题
  - 关注的领域和症状
  - 所关注领域的直接或间接原因
  - 可能的解决方案
- 探讨药事管理流程的连续性和与其他相关辅助支持流程与系统之间的关系
- 明确医院用药体系所涉及的领域和可采取的行动
- 明确任何需要进一步探讨的具体药事管理的问题，以作为随后的追踪和其他调查活动

的一部分

- 与药事管理相关的 IPSGs 审查

药事管理的某些具体问题应在讨论和集中追踪中解决，这些具体问题包括：

- 药物的选择、采购、储存、包括 IPSG 3
- 订购、订单条目、转运和 IPSG 2
- 制备和配药
- 管理和 IPSG 1
- 监测和 IPSGs 5 /6 的遵守
- 错误/系统故障/临界差错用药的报告
- 数据采集、数据分析、系统评价和采取的行动，包括任何与用药管理相关的积极主动的措施。
- 患者与工作人员的用药教育
- 药事管理相关的信息管理
- 患者参与药物管理系统

药事管理制度和流程过程对医院其他系统如规划、数据使用、绩效提高、交流以及工作人员能力/效率的影响进行评估。

注：只需要一个有计划的药事管理会议就可以完成医院中多个站点和多个程序的 JCI 认证。如果工作人员参加所有程序不可行，需要医院相关人员通过远程电视电话会议进行小组讨论。

系统追踪：感染控制

目的

在感染预防与控制项目讨论期间，评审员和医院能够完成以下内容：

- 明确感染预防与控制项目中涉及的强度和相关区域
- 启动坚决果断的措施来处理在感染预防与控制项目中的任何可识别的风险
- 开始评估或决定与相关标准一致性的等级
- 识别需要进一步研究的感染预防与控制问题

注：当一个独立的感染控制系统追踪没有安排在日程中（例如，在相对较短的调查中），评审员将通过个体患者追踪以及改善质量与患者安全系统追踪过程进行感染预防与控制的评审。

院方参与者

从医院中选出来的参与者应该能够解决有关医院内的所有主要部门或地区的感染预防和控制的问题。这个小组应包括，但不仅限于，来自以下部门的代表：

- 临床工作人员，包括医生、护士、药剂师和实验室工作人员
- 了解药物的选择使用和药物动力学监测的临床医师
- 具有微生物学知识的实验室的临床工作人员
- 临床工作人员，包括感染预防与控制所涉及的所有人员，以及直接提供护理、治疗和服务的部分有代表性的个人
- 对物理样本负责的工作人员
- 医院领导

注：为了便于评审员和医院之间更有效的交流，医院应确定一个相对较小的小组去积极参与讨论和访谈。其他工作人员，可作为观察员出席。

评审员

所有参加追踪的评审员。

具体相关内容

会议将介绍和回顾感染控制系统追踪法的目标，其中包括以下内容：

- 感染预防和控制方案的开发、批判性思维与隐患问题的解决办法，
- 指明确感染预防与控制所涉及的相关领域，以及改进和解决这些问题所采取的行动

过程

- 追踪可能始于医院感染预防与控制的负责人小组会议，或由评审员集中追踪活动确定的患者护理区域开始
- 工作组会议期间，评审员将更好地了解医院的感染预防与控制系统，并明确在患者治疗区域访问中发现的潜在风险区域，需要与医院感染预防与控制工作人员做进一步讨论
- 评审员有时可能会需要移动至医院其他合适的部位，目的是为了尽可能地追踪整个医院的感染预防与控制过程
- 评审员将观察工作人员并且鼓励他们就系统追踪活动中所评审到的感染预防与控制的问题进行集中讨论

讨论

评审员将借鉴来自他或她的追踪活动的经验，医院感染预防与控制的监测数据，和其他感染预防与控制相关的数据，就该医院的具体问题组织讨论。与会者将要求讨论以下医院感染预防与控制方案的几个方面：

- 医院如何鉴定感染的患者
- 在感染预防和控制程序的背景下，医院如何考虑感染的患者
- 之前 12 个月（或以上）、或重新调查 4 个月（或以上）的目前和过去的监测活动
- 感染预防与控制数据的分析类型，包括之间的比较
- 感染预防与控制数据报告，包括频率和对象
- 传染病患者就诊的流程
- 感染预防与控制的风险评估的流程，包括评估依据和分析的结果
- 感染预防与控制活动（例如人员培训、患者/居民/客户端人口的教育、内部管理程序）
- 对感染预防与控制有影响的物理设施的更改，或者已经完成的或者正在进行中的
- 针对监测结果所采取的行动和这些行动的成果
- IPSGs5、IPSGs6 和用手卫生指导的实施成效

在追踪活动部分，如果感染预防及控制数据与讨论相关，那么医院可能使用这一部分数据。

讨论要围绕患者，患者包括已经在感染预防与控制监测和报告活动中涉及的以及那些尚未明确但符合感染预防与控制监测标准的。此外在评审员确定的条件情景下，医院被鼓励呈现在感染预防和控制方案不同方面有亮点的例子。评审员要讨论的条件情景可能包括，但不仅局限于以下：

- 发热待查患者
- 术后感染的患者
- 医院收治的术后患者
- 使用药物治疗目录新出现的抗生素的患者（该患者最好具备培养、药敏、血药浓度和（或）实验室其他的药物剂量数据等）

- 隔离的传染病患者。如果不容易明确，考虑下列诊断的患者（这不是一个详尽的列表）：水痘，肺结核，腮腺炎，风疹，百日咳，浸润性流感嗜血杆菌、脑膜炎奈瑟菌、耐药性肺炎球菌、支原体、多药耐药金黄色葡萄球菌（MRSA）、万古霉素耐药菌（VRE）、难辨梭状芽孢杆菌、呼吸道合胞病毒（RSV）感染，肠道和皮肤感染（脓疱疮、虱子和疥疮）
- 感染预防与控制应急预案与演练
- 免疫功能低下的隔离患者
- 对感染预防与控制有影响的物理设施的最近更改
- 确诊为活动性肺结核的患者

结论

评审员和医院将会总结明确感染预防与控制所涉及的强度和相关区域。评审员将根据总结提供适时的教育。

注：通常情况下，一个独立的感染预防与控制系统追踪会议将列入计划进行。会议目的是对医院所提供的所有服务中所涉及的感染预防与控制进行审查。这个系统追踪的参加者应包括那些能够解决医院在提供服务中的感染预防与控制问题的人员。

系统追踪：改进质量和患者安全

目的

这个部分的重点是，通过风险管理数据的使用改进医院医疗活动中的质量和患者安全。

院方参与者

医院选择的参与者应该能够使用医院所有主要部门或地区的数据，以解答有关问题。院方参与者应包括以下代表：

- 临床工作人员，包括直接参与质量改进者以及直接提供护理、治疗和服务的部分代表
- 医生、护士和药剂师
- 了解数据收集、分析和报告的信息系统的人员
- 医院领导

注：为了便于评审员和医院之间的有益交流，医院应确定一个相对较小范围的讨论小组积极参与讨论和访谈。其他工作人员可作为观察员出席。

评审员

所有能够参加的评审员。

要解决的标准/问题：

质量改进和患者安全（QPS）

"质量改进和患者安全"一章中所有标准都可能讨论。但是，需要特别注意标准是如何选择的（QPS.3.1和QPS.3.2），该过程用来验证内部数据的有效性（QPS.5），哪些已取得持续改进的数据分析结果（QPS.9～QPS.11）。

此外，可能就关于识别和管理警讯事件和临界差错的事件询问医院（QPS.6～QPS.8）。

评审员也希望看到IPSGs数据（IPSG.1～IPSG.6）的执行情况。部分IPSG.5，PCI.9可能列入讨论。

感染的预防和控制（PCI）

具体来说，PCI.7.5～PCI.7，将讨论感染的风险识别过程和相关处理流程。此外，评审员还将讨论感染预防与控制如何与质量改进和患者安全整合至一体（PCI.10～PCI.10.6）。

理事会（董事会）、领导层与管理层（GLD）

在这项活动中解决的标准包括理事会如何批准医院的质量和患者安全的计划

（GLD. 1.5），以及如何对领导进行质量改进概念的教育（GLD. 3.4）。

药事管理和使用（MMU）

此活动涉及的标准包括患者的药物治疗效果如何监测（MMU.7），用药错误报告和临界差错的用药（MMU.7.1）。

所需的文件/材料

医院应准备好这部分评审所需的以下所有文件或者是评审第一天所需审阅文件。

- 院领导确定的临床和管理措施的报告，例如图表和图形（包括所有 QPS.3 措施的评论、指标选择、数据收集、数据分析和用来做变更/改进的结果）
- 任何警讯事件和（或）临界差错事件的根因分析，包括警讯事件和临界差错事件的定义，进行根因分析的方法和流程。如果可能的话，举一个对临界差错事件根因分析操作的实际例子。
- 积极主动的风险评估，如失效模式和效果分析（FMEA），危险性、脆弱性分析（HVA），和感染控制风险评估（ICRA）。包括每年至少有一个积极主动的风险分析和重新设计的进程。此部分评审，医院将至少展示一个预防可能风险的分析和重新设计的事例。
- 以优先重点的 5 个领域的临床实践指南和临床路径为例来解释正在医院内使用中的指南和途径，在过去 12 个月内指南的发展，指南和路径的如何监控，特殊指南和路径的使用以及其实用性/有效性数据如何收集，对实践的影响变化。
- 委员会手册，包括各委员会（例如质量改进和患者安全、感染预防和控制、药品使用、风险管理和投诉管理委员会）的会议记录。

设计本部分评审的目的是明确措施方案的决定是如何作出的，数据如何收集、结果如何使用以及整个医院的数据、结果和问题如何沟通。

具体相关内容

此部分评审的目的是为了更好地了解有关质量监测和改进的过程。将进行讨论活动和文件的审查。例如，将评审为质量改进而使用的临床与管理措施。其他活动包括评审员进行集中追踪法在部门/服务中评估医院的整体质量计划的实施成效、质量标准和患者安全的行动计划、流程和方案。评审员将进行下列活动，并使用下列方法：

- 基础数据收集和准备，包括下列内容：
  - 选择的方法措施
  - 数据收集和整合
  - 数据分析和解释
  - 传播/传输结果
  - 采取行动
  - 监视性能/改进
- 审查医院针对每个 QPS.3.1 和 QPS.3.2 选定的临床和管理方案的监测数据以评估依

从性。评审员将从 JCI 的图书馆措施库中选定的方案来审查医院，以确保五项方案在医院的使用。评审员也将决定如何使用这些监测数据来找出需要改善的潜在区域，实施的行动计划及其持续性的表现

- 验证整个医院选定的质量改进战略的实施和使用，以确保医院实施改进措施的有效性和一致性。例如，将审查 IPSGs 或计划实施中不符合目标值的部分。评审员将通过本部分和整个调查的其余部分进行所选择的集中追踪活动
- 评估医院选择的临床实践指南和临床路径使用和落实，以明确符合临床路径的患者指南的依从性和整体性。评审员将在不同部门/服务中追踪合适患者的护理过程
- 评估医院作为处理警讯事件或临界差错事件根因分析改进的行动计划实施的有效性，积极主动的风险评估（如 FMEA 和 HVA），质量管理和安全投诉
- 审查和讨论措施的有效过程。评审员将会审查医院使用的措施之一，以看看它如何被验证，如何进行分析以及如何因此改变结果
- 评估根因分析的行动计划，以验证结果

评审员可能追踪包含之前个体追踪法观察的患者例子。在此期间，评审员将只审查那些监管措施，即在之前个体追踪或系统追踪法调查中尚未审查的监管措施部分。当药物管理和感染控制没有被安排在系统追踪时间表上时，可以通过这部分数据的使用而完成它。

药物管理的数据问题（也可见"系统追踪：药事管理"）

当只有一个系统追踪（质量改进和患者安全）时，需在较短调查中解决药事管理数据收集的问题。将讨论探讨以下问题：

- 关于医院药事管理制度和流程使用情况的监测数据的收集，包括趋势、发现的问题和所改变的结果
- 医院药物措施的收集。所收集药事管理数据应与医院提供给患者的服务相关。医院应收集药事管理制度评估过程中所发现的风险点的相关数据，这些评估风险点可能包括但不限于以下：
  —干预的药房数量
  —从命令到实施的周期
  —药物不良反应事件/药物不良反应
  —高风险或高警示药物的使用
  —所有 QPS.3.1 建议的方案（如抗生素的使用）

感染预防与控制的数据问题（也可见"系统追踪：感染控制"）

当只安排一个系统追踪（改善质量和患者安全）的调查时，适用于较小规模的评审。探讨以下主题：

- 风险评估过程和结果
- 卫生保健相关与非卫生保健相关的感染监测方法
- 监控方案和所收集数据的类型：
  —是否感染相关数据被收集

— 医院有否已经开发和实施措施改进系统
- 使用标准化的定义
- 控制方法（包括对医生、工作人员、领导和外部实体的数据传送）
- 基于数据结果的预防
- 与 JCI 感染预防和控制标准相关数据收集的医院计划方案

结论

作为本部分评审结果，评审员和医院将能够做到以下几点：
- 明确医院质量改进应用的强度与弱点，包括措施实施的监控、可改进的领域和可采取的行动
- 作为随后评审活动的一部分，确定具体数据的使用研发问题
- 如可以，提供适当的培训

注：在多个站点的医院评审中，通常只安排一个药事管理段落和感染控制段落。如果工作人员参加所有流程/站点不可行，需要医院相关人员通过远程电视电话会议进行小组讨论。

质量改进和患者安全（QPS）监测计划：措施文档工具

目的

这个质量改进和患者安全（QPS）监测计划：措施文档工具是以一种医院可以在表中记录方法的采样表格的形式来评估 QPS 监测计划中医院领导所选择的临床和管理措施的持续依从性的效果。此工具提供一个持续将选定的 QPS 临床和管理措施中每个元素文档化的过程。下列信息应在收集和测量数据前明确，以确保这一进程是清晰而明确的：

- 措施的类别（临床或管理）
- QPS 监测要求的措施名称、来源以及定义
- 选择措施的理由
- 数据收集方法（追溯或同步）
- 措施类型（结构、过程、结果或过程和结果）
- 数据评估报告的时间周期和频率
- 目标样本大小和阈值/显示预期执行结果的目标
- 数据汇总和分析计划（转换收集的数据为有用的信息去得出结论，并且针对结果作出必要的决定）
- 向工作人员报告结果的交流计划
- 审计工具使用的名字或文件名

过程

质量委员会或其他关键领导小组可以任命一个所谓利益相关团队（高层领导，管理层领导，医院的临床主任）并分配相应任务，任务包括为每一个措施而要进行的 QPS 评估计划。JCI 的措施方案库是可用来选择有效并且可靠措施的良好来源。该小组完成每个选定措施的实施形式。每个被监测的临床/管理区，可以有一个以上的措施方案。所有措施被选择后，一种方法是领导小组指定每个措施的负责人。负责人要熟悉监测的过程并且对此非常有经验。例如患者评估，血液和血液制品，麻醉和镇静，风险管理以及患者和家属的满意度。此外，负责人应了解质量监测的原则，具有能力去使用收集、汇总、分析的措施工具而且有效地报告数据。被指定的负责人要负责确保这些数据的收集，汇总，分析，并坚持报告给质量委员会或其他有关的分析和改进小组。委员会的会议记录或其他文件应体现出一个多学科的方法和过程。文件应证明针对数据结果而采取行动和实施改善计划，并且长时间持续直至因结果改变新的措施的使用。

质量改进和患者安全（QPS）监测计划：措施文档工具（继）

QPS 的临床/管理措施		
What 措施种类*（临床或管理）和 QPS 标准/措施元素	**Who** （负责人-工作人员姓名/标题）	**When** （完成日期）
实施措施（PM）名称： 分子： 分母： 实施测量（PM）名称： 分子： 分母： 措施的起始资源（指标）：	措施（指标）选择的理由	措施（指标）的类型（选择一项） □结构 □过程 □结果 □过程与结果
预期的报告时间周期：	数据评估的频率：（选择一项） □每日　□每周　□每月 □其他，请说明	
数据选择方法： 选择一项：□追溯法　□同步法	目标样本和样本大小： 监测范围：	
措施（指标）目标和（或）阈值：		
请解释数据结合与分析计划：		
请说明数据结果如何发送给相关工作人员：		
审计工具的名称或文件名称：		
附审计形式工具		

* 注：请根据 JCI 的措施方案率，未选择可能的方案措施。

系统追踪：设施管理和安全系统

目的

本阶段要评估医院设施管理和安全系统（FMS）以及风险管理能力，并给予评估指导。评审员和医院能够完成以下内容：

- 明确医院 FMS 过程中涉及的领域和强度
- 明确或决定为解决任何涉及的相关领域问题所必须采取的行动
- 评估或确定医院遵守相关标准的实际情况

院方参与者

医院选择参与的人员应能够解决医院内所有主要部门或区域的 FMS 相关问题。这个小组应包括以下服务的代表（在一些医院，个人可能负责多重角色）：

- 领导指定负责协调安全管理活动的关键人
- 领导指定负责协调保卫管理活动的关键人
- 负责管理医院设施（IES）的关键人
- 负责医院的应急管理活动的关键人
- 负责管理医院的设施系统建设的关键人
- 负责维护医院的医疗/实验室设备的关键人员
- 负责护理队伍环境或安全委员会的领导
- 医院领导

当复杂的 FMS 管理活动分散在不同地点的医院中，上述名单中的负责人可以通过多种形式（亲自、电话会议或通过其他方式）完成以上提到的管理责任。

注：为了便于评审员和医院之间的有益交流，医院应确定一个相对较小范围的讨论小组积极参与讨论和访谈。其他工作人员可作为观察员出席。

评审员

管理类评审员。

具体相关内容

本部分评审将持续约 60～90 分钟，小组讨论（评审第一部分）约占 1/3，并且是在评审员有目的地审查完下列文件之后：

- 处理环境中风险的 FMS 年度评估计划
- FMS 的多学科团队会议纪要（前 12 个月）

同样重要的是，还要讨论评审小组其他成员 FMS 相关观察报告和先前评审中明确的

FMS 相关问题和信息。

介绍
评审员向医院的参与者介绍 FMS 评审部分的目标。

讨论指南
这段时间，评审员应该启动和引导一个讨论，讨论将明确医疗管理过程中有关医院环境的问题，如下面 FMS 风险管理环路所示。

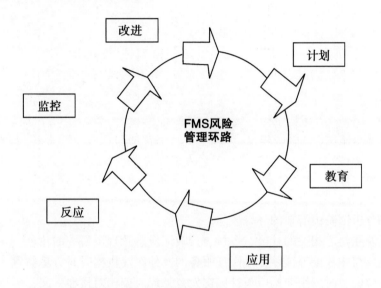

计划

• 还有什么医疗环境风险没有被医院识别出来？

教育

• 员工/志愿者如何被医院（人力资源）培训明确其角色/责任？

应用

• 医院能采取什么流程或控制（人和物）来使患者、来访者和员工风险降至最低？

反应

• 针对 FMS 意外/失败医院如何反应，采取什么措施、过程？

• FMS 问题、意外或失败在医院内如何、什么时候、向谁去汇报？

监控

• FMS 执行（人员活动和物质要素）如何被医院监控？

• 在过去 12 月内医院发生了什么监控活动？

改进

• 目前正在分析 FMS 的什么问题？

• 作为 FMS 监控活动结果，医院采取了什么行动？

医院应该讨论 FMS 六类风险处置和结构性活动如何在上述所列管理流程中开展。下面模型表将帮助医院决定管理过程的形式、涉及区域的风险分类和力度。FMS 六类风险为：整体安全和保卫、危险材料与废弃物、防火安全、医疗/实验室设备、器械和应急管理。

下面模型表是一个扫描工具，用来选择 FMS 系统追踪第二部分要评审的一个特别管理流程或者风险类别。特别管理流程或者风险类别的选择应基于以下所获得的信息：本部分评审第一阶段讨论内容，之前评审中 FMS 相关信息和任何本部分开始前评审中获得的异常观测报告。

	安全	保卫	危险材料与废弃物	防火安全	医疗/实验室设备	器械	应急管理
计划							
教育							
应用							
反应							
监控							
改进							

本部分评审，标准 FMS.6 和 FMS.6.1 所要求的医院应急管理操作将被回顾审查，内容涵盖以下区域：

- 明确和分析医院中潜在的环境风险
- 明确医院在与之相关的社区、乡村、行政区应急管理项目中的角色
- 明确如何与相邻地理区域提供医疗服务的其他医疗机构时时分享信息
- 明确医院应急时所用架构应与社区突发意外反应架构对接在一起
- 根据应急管理演练的评判结果，医院应对应急管理进行必要改进。

讨论应聚焦于管理过程，而不是 FMS 风险类别。这部分时间，评审员更应是讨论中的聆听者，而不是演讲者。也不倾向于会谈。

评测指南

评审员评估和观测医院在 FMS 风险管理中的操作执行。这部分大概占本部分评审的70％，并且是在小组讨论部分之后。

所选择的需要观测和进一步评估的特别管理流程和风险应基于以下：

- 先前的 FMS 文件评审
- 评审小组其他成员的观测内容
- 小组讨论部分所了解的信息

评审员将观测特别管理流程应用过程中的薄弱环节，或者追踪医院管理中 FMS 六类风险中的某个或多个风险，将如下操作：

- 从风险开始发生点开始（也就是说，从一个特别安全/保卫事件的发生点，一件特殊医疗设备的开始使用点或者某个特殊危险材料进入医院的起始点开始）
- 要求员工描述或明确他们的角色，使风险最小化的责任，如果问题或意外发生他们应

采取什么行动以及如何汇报问题或意外

- 评估任何使风险最小化的物理防控（如装备、报警装置和建筑特点）
- 评估应急管理预案：包括针对任何重要紧急事件的转运、准备、反应、恢复的策略、行动和责任
- 评估针对器械设备系统毁坏或失灵时的应急管理预案（例如器械设备的可替换能源，当仪器设备无法使用时通知员工何时及如何进行临床干预，获得维修服务）
- 评估控制风险的装备、报警装置或建筑特点的相关巡视、测试和维修的执行情况
- 询问医院中任意员工在突发事件中的角色，并要求其描述或证明。评审突发事件中需使用设备的状况

如果正好遇到风险因素（例如危险材料与废弃物）在医院内流动，评审员将追踪整个全过程。

结论

评审员将总结医院内管理流程或风险所涉及的任何潜在区域。负责流程或风险管理的员工将提供与之角色相关的信息。医院应该提供改进流程和解决问题的信息。医院也应提供为解决风险目前持续开展的活动信息。

待定评审活动

目的

追踪评审法作为一个初步工具来评估标准的依从性。然而，其他工具或集中方法的使用可以收集更多额外的标准依从性的信息，而不与某一特别患者追踪直接相关。这些集中行动作为"待定评审活动"列在评审议程。

待定评审活动泛指和包含为每一医院特殊需求而定制的所有各种各样的活动。待定评审活动的内容由调查组以针对某领域更深入的评估为目的而选定，该领域信息可来源于任何评审行动，例如，追踪或讨论，某一特别关注点特别需求，或增加回顾性项目的样本量。

医院参与者

参与者由评审员根据要评估的行动来确定。

要解决的标准/问题

需要与此特殊评审行动相关的标准。例如，如果评审行动是针对危险物品，则至少需要的标准之一是 FMS. 5。

具体相关内容

待定评审活动举例如下，但并不限于此：

• 集中追踪，非患者个体追踪：
　—患者教育进程
　—医学信息的获取
　—对患者财务物价公示
　—消毒过程
　—血制品使用过程
• 集中流程追踪：
　—危险品管理
　—医疗运输
　—实验室样本处理
　—通过患者病历和文件回顾来评估某一特定标准或问题。例如，与接收或登记病人有关的 ACC. 1. 1
• 通过特定场所或部门访问，回顾现行标准：
　—药房及其他，例如中医和化疗
　—非侵入性诊断领域，例如呼吸实验室、心电图（EKG），和脑电图（EEG）

　　—高压氧治疗室

　　—清创室

• 特殊病人安全及质量：

　　—失败模型与结果分析

　　—根因分析回顾

　　—警讯事件回顾

• 集中文件/政策评审以弥补通常文档评审中的漏洞

• 其他视评审组需要情况而定的项目

教育：医院决定规则、评分指导原则和战略改进计划

目的

本阶段的目的是给医院领导层提供教育，以助其明白决策规则、评分原则和战略改进计划（SIP）。

地点

医院领导自主选择。

院方参与者

- 首席执行官（CEO）
- 首席运营官
- 主席、主管部门或者类似代表
- 医务人员领导
- 护理领导
- 评审协调员和核心质量领导班子
- 其余人员由医院领导自主决定

要解决的标准/问题

- 医院决策规则
- JCI 评审员的评分原则
- SIP 工具

需要的文件/材料

无。

具体相关内容

评审员将涵盖以下主题：

- 医院每一个决策程序的解释
- 基于 JCI 评审员评分指南的"全部符合"、"部分符合"、"不符合"和"不适用"评分标准的解读
- 调查组组长或指定人员将会选择一到两个评审员观察报告在每日简报中作为范例使

用，用以阐述如何根据评分指导原则对调查结果进行评分

- 调查组组长或指定人员将提供评审后战略改进计划（SIP）的相关教育，目的是解决评审报告中"不符合"部分存在的问题

员工资质和教育

目的

会谈交流的目的是解决医院招聘、职业定位、培训和评价全院员工过程中存在的问题。另外，通过交流还要解决医院评估医学、护理及其他卫生保健专业人员的证书以及他们提供与此资质相符的临床服务能力过程中存在的问题。

地点

由医院领导选定的小会议室。

院方参与者分别会谈

通常情况下，要举行两种会谈，且两种会谈分别在不同的地方进行。医生评审员会主持医疗从业人员的会谈，护理、管理评审员联合主持护理从业人员和所有其他员工的会谈。评审组依据医院的规模、医院的类别和目前医院的卫生保健专业人员情况，可选择多达 4 场的分别会谈。参加会谈的员工有以下人员：

- 医疗从业人员
  - —资深的医疗职员领导和/或医疗主管（如果可行）
  - —与证书收集和审查相关的医疗从业人员的代表
- 护理从业人员
  - —人力资源/人事部门主管
  - —护理部主任
  - —与护理人员职业定位、入职培训、教育有关的其他护理人员代表
- 其他卫生专业人员：
  - —人力资源/人事部主管
  - —与职业定位、入职培训、教育有关的卫生专业人员代表
- 医院其他员工：
  - —人力资源/人事部主管
  - —与职业定位、入职培训、教育有关的医院其他员工的代表

评审员

- 医疗人员：医疗评审员
- 护理人员：护理评审员
- 医院其他人员：管理和/或护理评审员

要解决的标准/问题

员工资质和教育（SQE）标准。

所需要的文件/材料

- 与人力资源/人事部、员工认证、员工定位和培训相关的政策和规程
- 医院员工个人档案样本和卫生保健从业人员的资质文件
- 医务人员档案样本

评审的第 1 天，评审员会针对本部分会谈和评审要准备的文件给出指导意见。评审小组会向人力资源主管提供一张清单，清单中注明了在接下来的员工资质和教育调查中，评审所需要的人事和医务人员文件的类型和数量。清单和评审表的样式在后面展示。在评审的第 1 天，评审小组会提供现行评审工具的副本。此外，非常重要的是要知道评审员在评审过程中所用的工具可能随时改变，这样做的目的是持续提高评审小组评估医院遵从标准获得评分的公平性和准确性。该评审工具仅反映现行 JCI 标准。

如何准备

在第一天文档评审的时候，医院需准备在岗所有人事和医务人员的清单。清单内需标明每位员工具体的学科、聘用时间、服务部门（例如："注册护士；聘用时间 2001 年 7 月 20 日；重症监护室"）。如果可能的话，文件应该是英文的。

医院应使用《资格评估评审表》（**79～80 页**），仔细评审所有人事和证书文档。医院需确定所有需要的材料都在文档中。

医务人员资质评审表

医学专业：＿＿＿＿＿＿＿＿＿＿　　参加工作时间：＿＿＿＿＿＿＿＿＿＿

姓　　名：＿＿＿＿＿＿＿＿＿＿　　学位/证书：＿＿＿＿＿＿＿＿＿＿

标准	测量要素	符合 是/否	备注
SQE. 9	1. 被法律、规章和机构政策允许，向患者提供无监管医疗服务的人员已得到确认。		
	2. 规章和机构政策所要求的每位医务人员的必备资格证明（教育、执照、注册证、其他）已由医疗机构复印，并保存在人事档案中或在每个医务人员独立的档案袋中。		
	3. 所有证书（教育、执照、注册证、其他）都经出证单位核实，并在其为病人提供服务之前发与本人。		
	4. 档案内所有证书（教育、执照、注册证、其他）是目前通行的，并按要求更新。		
	5. 员工为病人提供医疗服务的资质，在最初聘用的时候，已经过科学的评估。		
SQE. 9.1	1. 医院有制度规定：固定周期评审每一名员工的人事档案。周期间隔至少每 3 年 1 次。		
	3. 员工的更新的评估以文件形式保留在人事档案里。		
SQE. 10	1. 医疗机构使用标准流程，并以文件形式规定为病人提供医疗服务的人员初聘或再次聘任时如何授予权限。		
	2. 回顾员工的年度工作表现，在条款（a）～（f）指导下批准其再次聘任为病人提供服务。		
	3. 每位员工为患者所提供的服务会被机构领导向医务人员清晰地描述和表达。		
	4. 每位医务人员只提供经机构特定认可的服务。		
SQE. 11	1. 每年最少一次向医务人员总结和通告其正在为患者提供的服务的质量与安全性评估。		
	5. 专业评估信息被记录在员工人事档案和其他有关文件中。		
SQE. 8.1	1. 为患者提供看护的员工及其他被机构认可的在循环生命支持部培训的员工都被标识。		
	3. 有证明显示员工是否通过培训。		
	4. 根据已建立的培训项目所要求的培训需求和时间框架，每个员工按照需要的培训等级反复培训，如果没有建立培训项目则每两年培训一次。		

护理人员资格评估评审表

姓名或员工种类	聘用时间	证件、教育、培训、经历被记录在案；如可能，通过来源机构证实信息。 SQE.12	任何所需的许可、执照或执业注册副本的记录。 SQE.12	在现任职务描述里界定的责任。 SQE.1.1	聘任时所要承担工作能力评估。 SQE.3，ME2	每年至少一次档案评估，或者根据机构要求更频繁。 SQE.3，ME5	为患者提供看护的员工和其他机构认定的员工要进行复苏术培训，并获得培训合格证明。 SQE.8.1

其他护理专业人员资格评估评审表

姓名或员工种类	聘用时间	证件、教育、培训、经历被记录在案；如可能，通过来源机构证实信息。SQE. 12	任何所需的许可、执照或执业注册副本的记录。SQE. 12	在现任职务描述里界定的责任。SQE. 1.1	聘任时所所要承担工作能力评估。SQE. 3，ME2	每年至少一次档案评估，或者根据机构要求更频繁。SQE. 3，ME5	为患者提供看护的员工和其他机构认定的员工要进行复苏术培训，并获得培训合格证明。SQE. 8.1

归档病历评审

这个部分是通过档案跟踪记录评估医院的依从性（初始评审前4个月，每3年1次复审的前12个月）。

表格目的

使用最近患者归档病历评审工具（82～86页）的目的：除跟踪评审评估运行病历外，增加归档病历的评审，收集和记录医院遵循病历记录要求标准的情况。

表格结构

表格是由一个个要素的标题（例如："同意书"和"评估"）和标准要求及其特定编号（例如：血液同意书和医学评估）组成，表格会由评审组提供，用于评审回顾。表格会随标准中的改变而周期性改进。

评审过程

- 评审员在表格上方输入要评审病历的编号以及要求的病历的类型（诊断标记）（例如："病历♯5554充血性心力衰竭"）
- 对病历进行简单的回顾，判断是什么类型的病人或用了什么样的护理（例如：外科、内科、急诊、康复）

在评审中使用表格

- 评审组长可能会要求5～10份归档病历用作评审。如果评审员要追踪医院的文案记录（4个月或12个月）以确定医院依从标准的程度，或追踪评审过程中要明确患者医疗过程的相关信息，病历均会被要求评审
- 评审组会指定抽取在过去的4个或12个月内的某一时间的病历。医院工作人员需就患者出院后病历的完成情况告知评审组医院的实际和预期情况
- 在归档病历回顾评审里，医院领导需为每一位评审员安排一名员工和一名翻译（如果需要）。为了帮助评审员，这名员工要熟悉病历和临床护理流程
- 评审员在医院代表的帮助下（如果需要）回顾抽取病历完成表格。表格上每一列都含有所有抽查病历。如果多于5份病历要回顾，评审员会用另一个表格
- 依据每个文案要求，评审员会在表格上写"Y"（是），以示含有这个要素；写"N"（否）表示这点缺失；写"NA"表示该要素不适用
- 评审组统计完成的评审表，依据标准给分。病历回顾评审发现的问题会统一汇总和评分
- 评审组长保留表格作为评审结果的证明

归档病历评审工具

标准	文档要求	病历 1 井___ DX:			病历 2 井___ DX:			病历 3 井___ DX:			病历 4 井___ DX:			病历 5 井___ DX:			总计
		Y	N	NA	Y	N	NA	Y	N	NA	Y	N	NA	Y	N	NA	Y/N
同意书																	
PFR.6.3	一般同意书																
PFR.6.4	外科或侵入性评审同意书																
	麻醉和中、深度镇静同意书																
	血与血制品使用同意书																
	高危操作和治疗同意书																
PFR.8	临床研究、调查和试验同意书																
ASC.5.1	麻醉的风险、利益和选择																
ASC.7.1	手术风险、利益、潜在困难和选择																
评价																	
AOP.1.3	患者的医疗需要																
	患者的护理需要																
AOP.1.4.1	24 小时内医学评估；若多于 30 天则更新																
	24 小时内护理评估																

归档病历评审工具（续）

标准	文档要求	病历 1 #—— DX:			病历 2 #—— DX:			病历 3 #—— DX:			病历 4 #—— DX:			病历 5 #—— DX:			总计
		Y	N	NA	Y	N	NA	Y	N	NA	Y	N	NA	Y	N	NA	Y/N
AOP. 1.5	入院 24 小时内评估文档（医疗及护理）																
AOP. 1.5.1	术前医疗评估文档																
AOP. 1.6	营养及功能评估																
AOP. 1.7	入院时疼痛评估																
AOP. 1.9	对病危患者的评估及重新评估																
AOP. 1.10	因为特殊需要需修改的评估																
AOP. 1.11	出院计划的早期评估																
AOP. 2	内科对急症患者的每日再评估																
COP. 2.1	计划护理的明确目标																
PFE. 2	患者教育需求的评估																
ASC. 3	镇静前评估																
	镇静监测																
	复苏标准																
ASC. 4	麻醉和诱导前评估																

归档病历评审工具（续）

标准	文档要求	病历 1 #____ DX:			病历 2 #____ DX:			病历 3 #____ DX:			病历 4 #____ DX:			病历 5 #____ DX:			总计
		Y	N	NA	Y	N	NA	Y	N	NA	Y	N	NA	Y	N	NA	Y/N
ASC. 5	麻醉计划																
ASC. 6	麻醉后医护到达和离开时间																
ASC. 7	支持手术步骤计划的评估信息																
	术前诊断																
	手术步骤计划																
ASC. 7.2	手术记录包括： • 术后诊断																
	• 主刀医生及助手姓名																
	• 手术名称																
	• 手术标本送检																
	• 术中并发症的有无，包括出血量																
	• 日期、时间和责任医生签名																
ASC. 7.4	术后治疗计划																
	术后护理计划																
其他	术后其他的医护计划（如果需要）																

归档病历评审工具（续）

标准	文档要求	病历 1 # ___ DX:			病历 2 # ___ DX:			病历 3 # ___ DX:			病历 4 # ___ DX:			病历 5 # ___ DX:			总计
		Y	N	NA	Y	N	NA	Y	N	NA	Y	N	NA	Y	N	NA	Y/N
MMU. 4	入院前取得现用药物清单																
MMU. 4. 3	药物处方、医嘱、使用书写在病历上																
MMU. 7	不良反应																
PFE. 2. 1	包括以下评价： ·病人及家属的信仰和价值观 ·文化、教育程度和语言 ·感情障碍和动机 ·肢体活动和认知限制 ·患者接受信息的意愿程度																
MCI. 19. 3	每个项目的作者、日期、时间（如果要求）																
ACC. 1. 1. 3	任何治疗延迟																
ACC. 2. 1	患者的医护计划																

归档病历评审工具（续）

标准	文档要求	病历 1 #___ DX:			病历 2 #___ DX:			病历 3 #___ DX:			病历 4 #___ DX:			病历 5 #___ DX:			总计
		Y	N	NA	Y	N	NA	Y	N	NA	Y	N	NA	Y	N	NA	Y/N
ACC. 3. 2. 1	出院小结包含以下内容： • 入院主诉、诊断和并发症																
	• 重要的查体和其他发现																
	• 诊断性和治疗性操作																
	• 重要的药物治疗，包括出院带药																
	• 患者出院的条件/状况																
	• 出院随访医嘱																
ACC. 4. 4	转院病人病历包括以下内容： • 同意接收患者的医疗机构和人员名称																
	• 转院原因																
	• 所有转院相关的特殊条件																
	• 转院中发生的任何患者状况的改变																

领导层会议

目的

召开领导层会议的目的是评估医院高层领导之间的交流和他们如何解决机构内执行问题。

地点

由医院领导决定。

院方参与者

- 首席执行官
- 首席运营官
- 主席、治理机构，或类似代表
- 医务人员选举或指定领导
- 医疗主管
- 护理主管
- 质量改进协调员
- 医院认定的其他高层领导

为促进一个互动的过程，不建议采用大型会议。

评审员

医疗和护理评审员（管理评审员，当是评审组成员的时候）。

需要解决的标准/问题

对医院高层领导在管理和指导医院协作参与方面作出评估。以下标准需要解决：

- 管理、领导和指导（Governance, Leadership, and Direction，GLD）
- 员工资质和教育（Staff Qualifications and Education，SQE）
- 患者和家属权利（Patient and Family Rights，PFR）
- 患者护理（Care of Patients，COP）
- 麻醉和外科护理（Anesthesia and Surgical Care，ASC）
- 药物管理和使用（Medication Management and Use，MMU）
- 交流和信息管理（Management of Communication and Information，MCI）

文件/材料准备

领导层会议中无需任何资料，但是在文档回顾环节，评审员可能会回顾为领导层会议准备的以下文档：

- 组织结构图
- 职责说明
- 预算和资源分配
- 战略规划文档
- 员工计划
- 信息管理计划
- 质量管理计划
- 需要的法律和规章工作表

具体相关内容

评审员会就领导层活动、领导决定提问，明确评审中所发现的领导层问题。出席的每一位人员都要回答问题。这个环节被设计成一个互动环节。

评审员会根据"管理、领导和指导（Governance，Leadership，and Direction，GLD)"和其他标准评估标准的依从性。在领导层会议期间，评审员会指明相关问题，并在后期评审活动中继续追踪。

如何准备

医院需明确领导层会议的参会人员。虽然领导们应该熟悉所有标准，会前医院领导仍需仔细阅读"管理、领导和指导（Governance，Leadership，and Direction，GLD)"。这种准备将有助于从标准中提出问题。参会人员可举行模拟讨论，以便面对可能的问题会感觉更舒适。

以下是一些问题样本：

GLD.1.2：请解释，作为领导，您批准相关政策和计划去管理医院所使用的流程。

GLD.1.2，ME 3：医疗专业教育和研究的战略和程序是什么？

GLD.1.5：请举出最近的例子说明：机构的管理层如何支持及促进质量管理和患者安全？

GLD.3.3：您如何监控机构内其他签约机构所提供的服务？

GLD.5.1：每个部门提供服务的鉴定过程是什么？您如何知道相关文件是现行的？

评审组会议

目的

当有多名评审员评审时，需安排评审组会议。会上评审员可以分享信息和观察结果、计划安排随后进行的评审活动以及计划安排与医院协调交流。

地点

评审指挥部。

院方参与者

无。

评审员

所有评审员。

具体相关内容

评审持续超过 1 天，则每天评审结束的时候都会举行 30 分钟的会议，让评审员有机会汇报情况和计划接下来的评审活动。评审持续超过 2 天，则在午饭前后增加一次 30 分钟会议，作为中午分享计划和评论。在这些环节，评审员需要做以下内容：

- 明确追踪评审活动中已评审过的区域
- 协调持续活动所要求的地点、服务和其他区域
- 分享医院执行的观察结果
- 明确表面存在的关键问题
- 让其他评审员跟进潜在问题
- 明确在个体和系统追踪过程中所有评审员都应评审到的问题/区域

在评审组会议时间，如果评审员不在同一个地点，可以向医院请求帮助，以方便与组员沟通（例如提供对讲机或电话会议功能）。

注：当只有一位评审员时，这个时间段可以计划接下来的评审活动，包括额外追踪的选择。

评审员报告准备

目的

评审员将使用这段时间收集、分析和组织评审收集回来的材料，形成报告，反映医院对相关标准的依从性。

地点

评审员会议室，需要有连接网络和打印机的电脑供评审员每天使用。

院方参与者

无。

评审员

所有评审员。

具体相关内容

这段时间是在日程里预留给评审员回顾自己的观察情况，确定还没有发现其他反映医院标准依从性的问题。评审员用他们的笔记本电脑准备报告，并为领导层退出会议制订计划。

在这个环节里，评审员可能会向医院代表提问，获取更多的信息去证实或更正一个问题。另外，评审员在必要时会要求医院复印报告。

领导层退场会议

目的

会议的目的是向医院领导层汇报评审中发现的问题，以及解决评审中发现的问题。

地点

由医院领导决定。

院方参与者

- 首席执行官
- 首席运营官
- 主席、主管部门，或者类似代表
- 医务人员领导层
- 护理领导层
- 其他，由医院领导决定

评审员

医疗、护理和管理评审员。

要解决的标准/问题

评审中发现的问题。

文档/资料需要

无。

具体相关内容

这个环节包括以下两个部分内容：

1. 医院主要核心领导讨论评审报告及跟进的过程，包括回顾 SIP。

讨论内容涵盖：

- 会议目的
- 有关标准依从性的问题摘要。
- 从不同侧面讨论依从性存在的问题。
- 正式评审报告内容
- 评审发现问题的跟进措施，例如，一个 SIP 或一个跟进的专题评审

2. 正式汇报的报告概述交给由 CEO 指定的员工。

评审员会提供培训，促进医院基于评审报告发现的"不合格"的问题提升 SIP。评审员会根据与 JCI 认证中心办公室（JCI Accreditation Central Office）认证决定的沟通情况，解释评审下一步程序。

由 CEO 决定，与其选定的医疗机构的员工举行一个短暂的会议，提供报告的概述，以结束整个评审活动。

评审计划：
参考列表

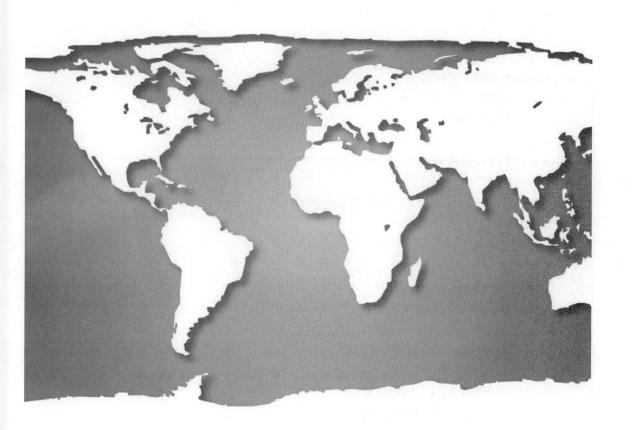

所需要的质量监测指标

医院基于自己的使命、患者需求及提供的服务，选择出需要重点监测的临床和管理的架构、流程及结果。医院领导要确定监测临床和管理的架构、流程及结果的关键指标。

医院需要从 JCI 指标库中选择 5 个指标，协助医院监测临床和管理的架构、流程及结果。JCI 指标库包括以下几组：

- 急性心肌梗死
- 心力衰竭
- 中风
- 儿童哮喘护理
- 住院患者精神医疗服务
- 高级别护理
- 围产期医疗护理
- 肺炎
- 外科手术改进计划
- 静脉血栓

QPS. 3～QPS. 3.3 的含义　领导需要选择的临床监测内容包括以下 11 个方面：

1. 患者评估
2. 实验室服务
3. 放射及诊断性影像服务
4. 外科手术流程
5. 抗生素及其他药品的使用
6. 用药差错和临界差错
7. 麻醉和镇静使用
8. 血液及血制品的使用
9. 患者病历的实用性、内容及使用
10. 感染预防与控制、监测及上报
11. 临床研究

QPS. 3～QPS. 3.3 的含义　领导需要选择的管理方面的监测内容包括以下方面：

A. 常规必需品及满足患者需要的基本药品的采购
B. 法律法规要求报告的工作活动
C. 风险管理
D. 医疗服务使用管理
E. 患者及家属的期望与满意度
F. 员工的期望与满意度

G. 患者信息统计与临床诊断

H. 财务管理

I. 防范和控制危害患者、家属及员工安全的事件

QPS. 3 医疗机构领导确定国际患者安全目标的重点监测指标。

需要监测的总体指标：

利用临床和管理监测数据来分析目标领域以便进一步提高（QPS. 3，ME1），监测并评估改进效果（QPS. 3.1，ME 6；QPS. 3.2，ME 5 和 QPS. 3.3，ME 3）。

所需要的医院规划

　　以下标准明确了有关书面规划的要求。规划通常比政策或法规在内容上更为全面综合。同时规划在内容上更长远或更具战略性。规划通常设定整个医院的重点。例如，质量管理与改进计划会包括医院对质量的保证及如何组织实施改进质量的方法。规划还明确长期和短期工作重点以及实现重点的方法。

　　有些文件需要是英文的。其他资料不需要翻译成英文。对于非英文资料，评审组会有一位能读懂资料的评审员，或者要求安排一名或几名人员描述资料内容并回答相关问题。

质量改进与患者安全

　　医疗机构对于整体质量改进与患者安全有书面规划。（QPS. 1）

理事会、领导层与管理层

　　医疗机构规划（重要战略性文件或其他文件）中描述的医疗机构所提供的医疗服务与医疗机构的使命相一致。（GLD. 3.2）

　　每个临床科室的科主任以书面形式明确该科室提供的服务内容。（GLD. 5.1）

设施管理与安全

　　医院有降低环境风险的总体计划（FMS. 2）或与医院设施和活动相符合的单独计划，包括以下方面（FMS. 4 到 FMS. 10）：

- 安全与治安（FMS. 4）
  - 安全：医院建筑物、地面及设备不会对患者、员工及来访者构成危险
  - 治安：保护设施及人员，防止丢失、损坏、扰乱以及未经许可的访问或使用
- 危险材料：放射性及其他材料的处理、储存及使用（FMS. 5）
- 灾害防备：对流行病、灾害及突发事件的应对措施（FMS. 6）
- 消防安全：保护财产和人员远离烟火（FMS. 7）
- 医疗设备：设备的选择、维护和使用应降低风险（FMS. 8）
- 公用系统：维护电、水及其他公用设施，将发生运行故障的风险降到最低（FMS. 9.1）

员工资质与教育

　　医疗机构的人员配备计划由领导人员共同制定，明确所需员工的数量、类型及资格要求。（SQE. 6）

药品管理与使用

　　有计划或政策制度或其他文件，明确整个医疗机构药品使用如何进行组织和管理。

（MMU.1，ME 1）

感染预防与控制

医疗机构设计并实施综合方案，以降低患者和医务人员医疗相关感染的风险。（PCI.5）

患者评估

所有实验室的检验设备定期评审、维护和校准，并保存这些活动的书面记录。（AOP.5.4）

有质量控制程序，得以遵守并记录在案。（AOP.5.9）

有辐射安全方案，描述科室内外可能遇到的安全风险与危害。（AOP.6.2，ME 1）

所有用于放射和诊断性影像分析的设备定期评审、维护和校准，并保存这些活动的书面记录。（AOP.6.5）

有质量控制程序，得以遵守并记录在案。（AOP.6.8）

所需要的政策程序、书面文件或规章制度

下面表格中的标准明确了对于书面文件的要求。有些情况，要求的文件就是政策制度和程序流程。而有时候，文件虽然没那么正式但描述了标准中标明的问题。需要的文件在表格中"文件类型"一栏里有详细描述。在很多情况下，多个标准要求或评估要素都结合在一项政策制度或程序中。医疗机构会发现将相关政策制度及程序进行归类是很有帮助的。例如，许多患者评估要求是相互联系的，可以包含在一项政策中；再如，AOP.1 和 AOP.1.1 可以结合在一起，MCI.18 评估要素 1~4 可以结合在一起。

评审员不需要审查所有文件细节。但是，最好将这些文件集合到一册，或者为了便于查找在原始文件中用标准号码进行标注。

注：医院在准备评审员审查的文件时，应参考文件审查指导的详细建议。

有些文件需要是英文的，在下面表格"英文"一栏中有标注。请参见资料文件列表。其他资料不需要翻译成英文。对于非英文资料，评审组会有一位能读懂资料的评审员，或者要求安排一名或几名人员描述资料内容并回答相关问题。

国际患者安全目标

标准	评估要素	页码	英文	文件类型
IPSG.1	5. 有制度和程序支持在所有情况或地点医疗的一致性。（ME 1 至 ME 4）	36	×	政策和程序
IPSG.2	4. 有制度和程序保障支持校对口头和电话沟通准确一致。（ME 1 至 ME 3）	36~37	×	政策和程序
IPSG.3	1. 制定了政策和程序阐明高危药品的识别、位置、标签和储存。	37~38	×	政策和程序
IPSG.4	4. 制定了政策和程序，帮助建立统一流程，确保手术部位正确、手术操作正确和手术患者无误，也包括手术室外进行的医疗和口腔科操作。	38~39	×	政策和程序
IPSG.5	3. 制定了政策和/或程序持续降低医疗相关感染。	39	×	政策和程序
IPSG.6	4. 制定了政策和/或程序，持续降低在医疗机构跌倒对患者造成危害的风险。	40	×	政策和程序

注：页码栏中页码数为《Joint Commission International Accreditation Standards for Hospitals》第 4 版中的页码。

医疗可及性和连续性

标准	评估要素	页码	英文	文件类型
ACC.1	5. 有政策制度明确入院前哪些筛查和诊断检验是常规要做的。	43		政策
ACC.1.1	6. 有成文的政策制度和程序规范住院患者入院及门诊患者登记流程。包括： • 门诊登记 • 住院患者入院 • 急诊患者收治入院 • 患者留院观察	43～44		政策和程序
ACC.1.1.3	4. 有书面政策和/或程序保证医疗一致性连续性〔当治疗延迟时管理门诊和住院患者的流程〕。	45		政策和程序
ACC.1.4	1. 医疗机构建立了重症监护室或其他专科服务病房的收入和/或转出标准，包括为满足特殊患者的需求所做的研究和其他方案。	46	×	标准
ACC.2	2. 已制定标准或政策确定院内转诊的适宜性。	47		标准或政策
ACC.2.1	5. 医疗机构政策制度中描述了患者治疗过程中从一个医务人员到另一个医务人员的转送责任。	48		政策
ACC.3	5. 医疗机构制度指导在计划治疗期间允许外出的患者在规定时间从批准的通道外出的程序。	48～49		政策
ACC.3.2	6. 政策和程序明确规定出院小结必须何时完成并放入病历。	50		政策和程序
ACC.3.3	5. 依据医疗机构政策制度，临床病历包含完成的总结列表。	51		政策
ACC.4.4	2. 转院患者病历记录应包含转出医院制度所要求的记录或其他信息。	54		政策和程序

注：页码栏中页码数为《Joint Commission International Accreditation Standards for Hospitals》第 4 版中的页码。

患者与家属权利

标准	评估要素	页码	英文	文件类型
PFR. 1	5. 有政策和程序指导并支持患者及其家属在医疗机构的权利。	60		政策和程序
PFR. 2	1. 制定了政策和程序支持并促进患者及其家属参与医疗过程。	63		政策和程序
	2. 有政策和程序阐明患者有寻求其他治疗意见的权利，无论在医疗机构内部还是外部，而不用害怕对其治疗造成影响。			政策和程序
PFR. 2. 3	5. 有政策和程序支持操作的连续性［复苏操作］。	65		政策和程序
PFR. 3	5. 有政策和程序支持操作的连续性［投诉流程］。	66～67		政策和程序
PFR. 6	1. 医疗机构在政策和程序中明确规定知情同意流程。	68	×	政策和程序
PFR. 6. 4. 1	1. 医疗机构列出需要单独知情同意操作的操作和治疗项目。	70	×	政策和程序
PFR. 7	7. 有政策和程序指导信息知情和决策流程［科研］。	70～71		政策和程序
PFR. 11	1. 有政策和程序指导采购和捐献流程。	73		政策和程序
	2. 有政策和程序指导移植流程。			政策和程序

注：页码栏中页码数为《Joint Commission International Accreditation Standards for Hospitals》第 4 版中的页码。

患者评估

标准	评估要素	页码	英文	文件类型
AOP.1	1. 医疗机构的制度和程序规定从院住患者获取的评估信息。		×	制度和程序
	2. 医疗机构的制度和程序规定门诊患者应获取评估信息。	78	×	制度和程序
	3. 医疗机构的制度和程序明确需要记录要记录的评估信息。		×	制度和程序
AOP.1.1	3. 制度中明确规定住院情况下进行评估的最低限度的评估内容。	78	×	制度和程序
	4. 制度中明确规定门诊情况下进行评估的最低限度的评估内容。		×	制度和程序
AOP.1.2	1. 所有住院和门诊患者都要按照医院制度的要求进行初始评估，评估内容包括病史和身体评审。	79		制度和程序
AOP.1.3	5. 有制度和程序支持在所有领域操作的连续性〔与患者医疗护理明确需要相关〕。	79~80		制度和程序
AOP.1.4.1	1. 初始医疗评估在患者入院24小时内完成，或者根据患者病情或医院制度在更短时间内完成。	81		制度和程序
	2. 初始护理评估在患者入院24小时内完成，或者根据患者病情或医院制度在更短时间内完成。			制度和程序
AOP.1.8	1. 医疗机构书面规定相关标准，识别需要进行额外评估、专科评估或更深入特殊需求的评估。	83~84		标准
AOP.2	3. 根据病情患者需要隔段时间进行再评估，在患者病情和诊疗计划出现重大变化、个人要求或根据医疗机构制度和程序，都会对患者进行再评估。	85~86		制度和程序
	5. 对于非急性期患者，医疗机构制度明确在哪些情况下，对哪类患者或患者群体，医师评估可以少于每天一次，并明确规定对这些患者再评估的最小时间间隔。			制度和程序

患者评估（续）

标准	评估要素	页码	英文	文件类型
AOP.3	5. 以书面形式规定那些具有资质进行患者评估和在评估的人员的职责。	86		制度和程序
AOP.5.1	3. 有成文的制度和程序阐明传染性及有害材料的处理和销毁。	88	×	制度和程序
AOP.5.4	1. 有实验室设备管理方案并以实施。	90		方案
AOP.5.5	4. 检验室有并且遵守书面准则，对所有试剂进行评估以确保检验结果的准确性和精确度。	90~91		准则
AOP.5.6	1. 有程序指导开检验医嘱。	91		程序
	2. 有程序指导样本的采取与核对。			程序
	3. 有程序指导样本的运送、储藏和保存。			程序
	4. 有程序指导样本的接收和追踪。			程序
AOP.5.9	1. 临床检验科有质量控制方案。	92~93		方案
AOP.6.2	1. 有适宜的放射安全方案，阐明科室内外可能遭遇的潜在安全风险和危害。	95	×	方案
	3. 有书面制度和程序阐明遵守适用标准、法律和法规。			政策制度和程序
	4. 有书面制度和程序阐明传染性及有害性材料的处理和销毁。			政策制度和程序
AOP.6.5	1. 有放射和诊断性影像设备管理方案，并执行。	97		方案
AOP.6.8	1. 有放射和诊断性影像控制服务的质量控制方案，并执行。	98~99		方案

注：页码栏中页码数为《Joint Commission International Accreditation Standards for Hospitals》第4版中的页码。

患者治疗

标准	评估要素	页码	英文	文件类型
COP.1	2. 有制度和程序指导同医疗同质医疗并反映相关法律法规。	103		制度和程序
COP.2.2	1. 医嘱按要求书写并遵守本单位的规章制度。	105		制度
COP.3.1	1. 有适当的制度和程序指导急诊患者的医疗。	107~108		制度和程序
COP.3.2	1. 有适当的制度和程序指导全院心肺复苏服务的统一应用。	107~108	×	制度和程序
COP.3.3	1. 有适当的制度和程序指导血液及血制品的处理、使用和输入。	107~108	×	制度和程序
COP.3.4	1. 有适当的制度和程序指导昏迷患者的诊疗。 2. 有制度和程序指导需要生命支持患者的诊疗。	107~108		制度和程序 制度和程序
COP.3.5	1. 有适当的制度和程序指导患传染病患者的诊疗。 2. 有适当的制度和程序指导免疫抑制患者的诊疗。	107~108		制度和程序 制度和程序
COP.3.6	1. 有适当的制度和程序指导透析患者的诊疗。	107~108		制度和程序
COP.3.7	1. 有适当的制度和程序指导约束带的使用。	107~108		制度和程序
COP.3.8	1. 有适当的制度和程序指导不能自理的年老体弱患者的诊疗。 3. 有适当的制度和程序指导不能自理的年幼儿童的诊疗。 5. 确定有受虐待风险的患者群体，并有适当的制度和程序指导此类患者的诊疗。	107~108		制度和程序 制度和程序 制度和程序
COP.3.9	1. 有适当的制度和程序指导接受化疗或其他高危药品患者的诊疗。	107~108		制度和程序
COP.6	2. 疼痛患者根据疼痛管理准则接受治疗。	110		准则

注：页码栏中页码数为《Joint Commission International Accreditation Standards for Hospitals》第 4 版中的页码。

麻醉和手术治疗

标准	评估要素	页码	英文	文件类型
ASC.3	1. 有适宜的制度和程序，至少包括要素中的a)到f)，指导中度和深度镇静患者的医疗。	116~117	×	政策制度和程序
	3. 根据医疗机构的政策制度，对患者进行镇静前评估，以便评估患者镇静风险和适宜性。		×	政策制度
	6. 已制定镇静复苏及脱离镇静的标准，并有文件证明。		×	标准
ASC.5.3	1. 有政策制度和程序阐明麻醉期间监测的最低频度和类型，对于接受同类麻醉的同类患者无论在哪进行麻醉都是同样要求标准。	119		政策制度
	2. 在实施麻醉期间按照制度和程序监测患者生理状态。			政策制度和程序
ASC.6	1. 在麻醉后恢复期，按照医院政策制度对患者进行监测。	119~120		政策制度

注：页码栏中页码数为《Joint Commission International Accreditation Standards for Hospitals》第4版中的页码。

药事管理和药品使用

标准	评估要素	页码	英文	文件类型
MMU.1	1. 有计划或制度或其他文件，明确整个医疗机构药品使用是如何进行组织和管理的。	125	×	计划或制度
MMU.2	1. 医疗机构有当储存药品的清单或从外部途径随时可用的药品清单。	126		清单
MMU.3	5. 医疗机构制度规定和储存患者自带药	128		制度
MMU.3.1	1. 医疗机构制度了营养制品如何正确储存。	128～129		制度
	2. 医疗机构制度规定了如何储存放射性药品、试验性药品或类似药品。			制度
	3. 医疗机构制度规定了如何储存和控制药物样品。			制度
MMU.3.3	2. 有制度和程序阐明已知过期或过时不再使用药品的所有使用问题。	129		制度和程序
	3. 有制度和程序阐明已知过期或过时药品的销毁问题。			制度和程序
MMU.4	1. 有制度和程序指导在医疗机构内安全开具处方、用药医嘱转抄。	130	×	制度和程序
	2. 有制度和程序阐明对于处方和医嘱字迹潦草难以辨认采取的措施。		×	制度和程序
MMU.7	3. 医疗机构有政策制度明确那些必须在病历中记录以及必须上报医疗机构的药物不良反应。	135		制度
MMU.7.1	1. 共同协作定义用药差错和临界差错。	136	×	文件

注：页码栏中页码数为《Joint Commission International Accreditation Standards for Hospitals》第 4 版中的页码。

质量改进与患者安全

标准	评估要素	页码	英文	文件类型
QPS. 1	1. 医疗机构领导人员参与制定质量提高和患者安全方案计划。	148	×	计划/方案
QPS. 2.1	1. 以年为基础，临床领导确定至少五个重点领域，集中在临床指南、临床路径和/或临床规定的使用.	151~152		重点领域
QPS. 5	2. 医疗机构有内部数据有效性监测流程，包括要素中 a) 到 f)。	156~157		流程
QPS. 6	1. 医院领导已确定警讯事件的定义，至少包括要素中的 a) 到 d)。	157~158	×	政策定义
QPS. 8	1. 医疗机构确定临界差错的定义。	159	×	政策定义
QPS. 11	1. 医疗机构领导采纳风险管理体制，包括要素中的 a) 到 f)。	160~161		框架结构

注：页码栏中页码数为《Joint Commission International Accreditation Standards for Hospitals》第 4 版中的页码。

感染预防与控制

标准	评估要素	页码	英文	文件类型
PCI. 5	5. 有适当的制度和程序指导该方案［降低医疗相关感染的风险］。	168	×	制度和程序
PCI. 6	4. 医疗机构至少每年对这些危险［感染预防与降低方案］进行一次评估，并记录在案。	169		风险评估
PCI. 7	1. 医疗机构明确有感染风险的程序和流程。	169～170		流程
PCI. 7	3. 医疗机构明确哪些风险需要制度和/或程序、员工教育、改变操作和其他活动的支持来降低风险。	169～170		制度和程序
PCI. 7.1.1	1. 有符合国家法律法规和行业标准的制度和程序明确管理过期用品的流程。	170～171	×	制度和程序
PCI. 7.1.1	2. 重复使用一次性设备和材料时，医院制度应包括要素中 a）～e）内容。	170～171	×	制度
PCI. 7.3	3. 锐器和针头的处理符合医疗机构感染预防和控制政策。	171		制度
PCI. 8	1. 按照医疗机构的制度和建议指南，隔离已知或疑似接触性传染病患者。	172～173		制度
PCI. 8	2. 有制度和程序规定将传染病患者与因免疫抑制或其他原因的高风险患者或员工隔离开。	172～173		制度和程序
PCI. 8	3. 有制度和程序阐明在没有负压病房时短时间内如何管理感染空气传染疾病的患者。	172～173		制度和程序
PCI. 9	5. 医疗机构采用权威部门的手卫生指南。	173		指南
PCI. 11	1. 医疗机构制定感染预防与控制方案，包括了所有员工、其他专业人员、患者及其家属。	175～176	×	方案

注：页码栏中页码数为《Joint Commission International Accreditation Standards for Hospitals》第 4 版中的页码。

理事会、领导层与管理层

标准	评估要素	页码	英文	文件类型
GLD.1	1. 医疗机构理事会构成已写入书面文件，并且已标明负责治理和管理人员的职务和姓名。			文件
	2. 理事会的责任与义务已写入书面文件。	180	×	文件
	3. 文件阐明理事会如何评估理事和管理者的绩效以及相关标准。			文件
GLD.1.2	2. 委任批准理事时，理事会政策和程序中应有明确界定。	180~181		政策和程序
GLD.3.2	1. 医疗机构的规划描述了医疗和服务。	184		规划
GLD.3.3	2. 医疗机构有书面文件描述通过外包合同提供服务的性质和范围。	185	×	文件
GLD.5.1	2. 科室或部门文件描述了本科室或部门当前提供及计划提供的医疗和服务。			文件
	3. 各科室或部门有制度和程序指导提供医疗和服务。	188~189		制度和程序
	4. 各科室或部门有制度和程序阐明员工评估和满足患者着需求所需要的知识和技能。			制度和程序
GLD.5.3	1. 科室或部门领导制定本部门专业人员所需学历、技能和经验的标准。	189~190		标准
GLD.5.4	1. 科室或部门领导已建立本科室员工的入职培训方案，并记录在案。	190		方案
GLD.6	2. 医院领导制定伦理管理体制。	191~192		体制
GLD.6.1	3. 医疗机构有明确的入院、转院和出院制度。	191~192		制度

注：页码栏中页码数为《Joint Commission International Accreditation Standards for Hospitals》第 4 版中的页码。

设施管理与安全

标准	评估要素	页码	英文	文件类型
FMS. 2	1. 有书面计划阐明要素中 a）～f）的危险领域： 　a）安全与治安（见 FMS. 4 ME 1～ME 4） 　b）危险材料（见 FMS. 5 ME 2～ME 7） 　c）应急事件（见 FMS. 6，ME 1） 　d）消防安全（见 FMS. 7.1 ME 1～ME 5） 　e）医疗设备（见 FMS. 8 MEs 1～ME 3 及 FMS. 8.1 ME 1～ME 2） 　f）公用设施（见 FMS. 9.1，ME 3）	196～197	×	计划
FMS. 4.1	1. 医疗机构及时、细致的评审其硬件设施，并记录在案。 2. 医疗机构制定计划，降低评审过程中发现的风险。	198～199		文件 计划
FMS. 5	1. 医疗机构确定危险材料和废弃物，并有机构内所有危险材料和废弃物的最新清单。	199～200		列表
FMS. 7.2	5. 消防设备及系统的评审、测试和维护都记录在案。	201～202		文件审查
FMS. 7.3	1. 医疗机构已制定政策和/或程序禁烟或限制吸烟。	202～203		制度和程序
FMS. 8.2	2. 有制度或程序阐明所有召回产品或设备的使用。	204		制度

注：页码栏中页码数为《Joint Commission International Accreditation Standards for Hospitals》第 4 版中的页码。

员工资质与教育

标准	评估要素	页码	英文	文件类型
SQE.6	1. 有医疗机构人员配备书面计划。	215～216		计划
SQE.8.4	4. 有为员工提供疫苗和免疫接种的政策制度。	219		制度
	5. 有政策制度指导对接触传染病员工的评估、咨询和随访，配合感染预防与控制方案。			制度
SQE.9.1	1. 医疗机构制度中有一套程序，每隔一段时间对所有医疗人员的资格档案进行审查，至少 3 年 1 次。	220～222	×	制度
SQE.10	1. 医疗机构正式成文的制度中有一套标准程序，用于初次聘任或再聘任时对所有医疗人员能够提供的医疗服务进行授权。	222～223	×	制度
SQE.11	2. 通过医疗机构规定的标准程序，完成所有医疗人员的专业操作评估和年度审核。	223～224	×	制度
SQE.12	1. 医疗机构有一套标准程序收集所有护理人员的资格证书。	224～225		程序
SQE.15	1. 医疗机构有一套标准程序收集所有医疗卫生专业人员的资格证明。	226～227		程序

注：页码栏中页码数为《Joint Commission International Accreditation Standards for Hospitals》第 4 版中的页码。

沟通与信息管理

标准	评估要素	页码	英文	文件类型
MCI.7	1. 制度规定有权查阅患者病历的医护人员。	235		制度
MCI.10	1. 有关于患者隐私权和信息保密性的书面制度，这一制度以法律法规为根据，并遵从相关法律法规。	236~237		制度
	2. 制度规定患者有权了解其健康信息的程度，以及允许时获取信息的程序。			制度
MCI.11	1. 医疗机构有书面制度保障信息安全，包括数据完整性在内，该制度基于法律法规或遵从法律法规。	237		制度
	2. 制度包括各类数据和信息的安全级别。			制度
MCI.12	1. 医疗机构有关于保留患者临床病历及其他数据信息的制度。	237		制度
MCI.18	1. 有书面制度或规定，明确制定和维持制度和程序的相关要求，至少包括含义陈述中 a)～h)，并得以实施。	240	×	制度
	2. 有书面规定描述如何调整来自医疗机构外部的制度和程序，并实施。		×	规定
	3. 有书面制度或规定，明确已废止的制度和程序的保留期限，至少要达到法律法规要求期限，同时确保这些制度或程序不被误用，并得以实施。		×	制度或规定
	4. 有书面制度或规定概述了如何识别并追踪现行制度和程序，并得以实施。		×	制度或规定
MCI.19.2	1. 医疗机构制度中明确通过授权书写病者临床病历的人员。	242		制度
	2. 医疗机构制度中确定病历书写的格式和位置。			制度
	5. 医疗机构制度中明确通过授权可以查阅患者临床病历的人员。			制度
	6. 有制度程序保证只有通过授权的人员才能查阅患者临床病历。			制度

注：页码栏中页码数为《Joint Commission International Accreditation Standards for Hospitals》第 4 版中的页码。

参考法律法规的标准

《JCI 医院评审标准》的设计理念是在遵循相关国家和区域法律法规的背景下进行评审的。评审过程会考虑医院运行操作及为患者提供服务遵循的法律法规，体现在以下两种方式：

1. 如果相关法律法规的要求不如 JCI 标准严格，那么会按照 JCI 标准的要求进行评审和评分。

2. 如果相关法律法规的要求比 JCI 标准严格，那么评审组希望医院遵循相关法律法规的规定。

医院应该有一位高级管理人员或领导负责医院运行以及遵从适用的法律法规的情况。评审组希望这位负责人员：

- 熟知相关法律法规
- 知道医院如何遵从这些法律法规
- 满意的回复有关负责法律法规监管机构的报告或标准

下面的法律法规工作表的设计是为了让医院熟悉参考本地法律法规的标准，提供相关法律法规的概要，以及为评审组提供有关当地法律法规部门（如卫生部和消防队）或者其他评审机构（如病理学会 CAP 和 ISO）要求的现场审计或评审结果，以便对相关标准作出适当评估。

当相关法律法规之间相冲突或与 JCI 标准相冲突时，医院可以用法律法规工作表来标明。法律法规工作表有多余的空间来涵盖那些适应于评审过程但没有在标准中注明的法律法规。

医院可以利用外部审计机构推荐表，提供政府授权部门、监管机构或者其他应邀评估机构在过去的 12 个月内对医院进行现场评估的结果。医院应该在文件审查时向评审组提供关于现场评估结果的总结（要求使用英文）。

法律法规工作表

标准编号	适用的法律法规（是/否）	如果是：法律法规名称	该法律法规概要 如何应用于 JCI 标准？	该法律法规比 JCI 标准更严格吗？（标明是否冲突）（是/否）	是否有执法机构进行现场评审评估 对法律法规的依从性？（是/否）
医疗可及性和连续性					
ACC.3.5					
ACC.5					
患者与家属权利					
PFR.1					
PFR.1.6					
PFR.2.3					
PFR.6					
PFR.6.2					
PFR.11					

法律法规工作表（续）

标准编号	适用的法律法规（是/否）	如果是：法律法规名称	该法律法规概要如何应用于 JCI 标准？	该法律法规比 JCI 标准更严格吗？（标明是否冲突）（是/否）	是否有执法机构进行现场评审评估对法律法规的依从性？（是/否）
患者评估					
AOP. 1.1					
AOP. 1.8					
AOP. 3					
AOP. 5					
AOP. 5.8					
AOP. 6					
AOP. 6.1					
AOP. 6.2					
AOP. 6.7					
患者治疗					
COP. 1					
COP. 4.1					

法律法规工作表（续）

标准编号	适用的法律法规（是/否）	如果是：法律法规名称	该法律法规如何应用于 JCI 标准？	该法律法规概要	该法律法规比 JCI 标准更严格吗？（标明是否冲突）（是/否）	是否有执法机构进行现场评审评估对法律法规的依从性？（是/否）
ASC. 1			麻醉和手术治疗			
ASC. 2						
MMU. 1			药品管理和使用			
MMU. 2						
MMU. 3						
MMU. 4. 2						
MMU. 5						
MMU. 6						
QPS. 2			质量提高与患者安全			
QPS. 3						
QPS. 4. 2						
QPS. 6						

法律法规工作表（续）

标准编号	适用的法律法规（是/否）	如果是：法律法规名称	该法律法规概要	该法律法规如何应用于 JCI 标准？	该法律法规比 JCI 标准更严格吗？（标明是否冲突）（是/否）	是否有执法机构进行现场评审评估对法律法规的依从性？（是/否）
感染预防与控制						
PCI.3						
PCI.7.1						
PCI.7.3						
PCI.10.6						
理事会、领导层与管理层						
GLD.2						
GLD.6						
设施管理与安全						
FMS.1						
FMS.4.2						
FMS.5						
FMS.9.2						

法律法规工作表（续）

标准编号	适用的法律法规（是/否）	如果是：法律法规名称	该法律法规概要 如何应用于 JCI 标准？	该法律法规比 JCI 标准更严格吗？（标明是否冲突）（是/否）	是否有执法机构进行现场评审评估 对法律法规的依从性？（是/否）
员工资格与教育					
SQE. 1					
SQE. 1.1					
SQE. 9					
SQE. 12					
SQE. 13					
SQE. 15					
SQE. 16					
沟通与信息管理					
MCI. 10					
MCI. 11					
MCI. 12					
MCI. 18					
MCI. 19. 4					
MCI. 20. 2					

外部审计机构推荐表

如果在过去的12个月内，政府授权部门，监管机构或者其他应邀评估机构对医院进行过现场评估，请医院在文件审查时向评审组提交以下表格以及关于现场评估结果的总结报告（要求使用英文）。

进行现场审计/评审的政府部门，监管机构或应邀评估机构的名称	现场审查的日期	是否提出任何建议或值得注意的地方？（是/否）	如果答是，报告中提到了哪些科室或部门（如实验室、手术室、厨房和药房）？	用了多长时间达到要求（如90天、6个月）？	医疗机构完全符合要求的日期？	审查员是否回访以确认遵守法律以及法规的情况？（是/否）